海外館藏中醫古籍珍善本輯存（第一編）

第二十三册

劉金柱　羅彬　主編

醫書六種（四）

傷寒圖説

傷寒論註來蘇集（一）

廣陵書社

醫經醫理類

醫書六種（四）

〔清〕徐靈胎 著

半松齋藏板 清乾隆刻本

醫書六種（四）

醫經醫理類

卷七湯方目

小金丹方　還寃湯　又方　外臺走馬湯

雄黃粉　治瘟方　辟溫殺鬼丸　八毒赤丸以上疫癘鬼疰

茵陳蒿湯　消石礬石散　梔子大黃湯　桂枝加黃芪湯　猪膏髮煎　茵陳五苓散　大黃消石湯　麻黃醇酒湯　黃疸方

赤苓散　寒水石散　女勞疸　牛疸煎

救急三十種黃方　瘀黃疸方　近效瓜蔕散

麻黃連翹赤小豆湯　黃芪芍藥桂枝苦酒湯

足立藏書

以上諸疸　半夏秫米湯　半夏麻黃湯　桂枝救逆湯
黃連阿膠湯　酸棗仁湯　溫胆湯　治
多忘　枕中方　鎮心省睡益智方　療虛煩
不可攻方以上情志卧夢　補腎治五聾方　蓯蓉丸　麝
香佛手散　磁石猪腎羹　通耳法以上耳　七寶散
去瞖方　補肝丸　磁味丸　石斛夜光
丸　羚羊角散　蟬花散　洗眼藥以上目　通草
散、鼽鼻方　消鼻痔方　凌霄花散　蒼
耳散　治鼻淵方　又方　又方　鼻中瘜

肉以上鼻　口甘方　口苦方　療口瘡　推頰車
法　口氣鼻穢方　口中臭方　口香去臭方
治緊唇方　又方　塗唇方　刺舌治
療舌腫方　療舌腫方　療重舌　療舌脹
方　療舌腫脹　治失音　療馬喉痺　琥
珀犀角膏　喉腫刺法　口傍惡瘡方　敷齒
齶方　又方　止牙痛方　治牙痛仙方
治牙疼方　如神散　細辛散以上口齒

蘭臺軌範卷七

吳江徐靈胎洄溪著　男　爔鼎和校

疫癘鬼疰

素問

遺篇刺法論黃帝曰余聞五疫之至皆相染易無問大小病狀相似不施救療如何可得不相移易者岐伯曰不相染者正氣存內邪不可干避其毒氣天牝從來天牝內經注云鼻也空虛能受天地之氣故曰天牝欲其來往出入復得其性氣出於腦即不邪干氣出於腦即先想心如日欲將入於疫室先想青氣自肝而

出左行於東化作林木次想白氣自肺而出右行於西化作戈甲次想赤氣自心而出南行於上化作焰明次想黑氣自腎而出北行於下化作水次想黃氣自脾而出存於中央化作土五氣護身已畢以想頭上如北斗之煌煌然後可入於疫室又一法於春分之日日未出而吐之又一法於雨水日後三浴以藥泄汗

病源

一歲之内節氣不和寒暑乖候或有暴風疾雨霧露不散則民多疾疫無長少卒皆相似如有鬼厲故云疫癘

中惡　精神衰弱爲鬼神之氣卒中之也卒然心腹刺痛悶亂欲死凡卒中惡腹大而滿者診其脉緊大而浮者死緊細而浮者生　又中惡吐血數升脉沉數細者死浮焱如疾者生　脉大段如此亦不可泥　卒然吐血多者多係中惡莫作吐血治

尸厥　陰陽逆也其狀如死猶微有息而不恒脉尚動而形無知也脉沉大而滑身温而汗此爲入腑氣復自愈若唇青身冷此爲入臟即死

鬼擊　謂鬼癘之氣擊著於人也得之無漸如人以刀矛持刺狀胸脇腹內絞急切痛不可抑按或吐血或鼻中出

衄或下血一名爲鬼排重者死

卒魘　魂鬼外遊爲他邪所執欲還未得忌火照之照則神魂遂不復入乃死若在燈光前魘者是本由明出不忌火

三尸諸蟲　其蟲與人俱生而此蟲忌血能與鬼靈相通常接引外邪爲人患害其發作之狀或沉沉默默不知所苦而無處不惡或腹痛脹急或礧塊踴起或攣引腰脊或精神雜錯變狀多端其病大同小異但以一方治之者故名諸尸也

尸注　是五尸內之尸注而挾外鬼邪之氣流注身體令人無處不惡每節氣改變輒至大惡積月累年漸就頓滯以至於死死後復易旁人乃至滅門以其尸病注易旁人故謂尸注

喪尸　人有年命衰弱至於喪死之處心意有所畏惡其身內尸虫性既忌惡便更接引外邪共爲疹病其發亦心腹刺痛脹滿氣急但逢喪處其病則發故謂之喪尸

尸氣　人有觸値死尸或臨尸其尸氣入腹內與尸虫相接成病其發亦心腹刺痛脹滿氣急但聞尸氣則發故謂

之尸氣

諸注　謂邪氣居住人身內故名爲注又注易旁人也乃有三十六種九十九種而方皆不顯其名所載有風鬼轉生死邪氣寒熱洿蠱毒惡忤遁走湿喪哭殃食水骨血温瘅勞微泄石産土飲以上諸注皆正氣虛而邪氣傳綿也與諸尸病相近、

又有九種注

一曰風注　二曰寒注　三曰氣注　四曰生注　五曰涼注　六曰酒注　七曰食注　八曰水注　九曰尸注

疫癘方

小金丹方 素問

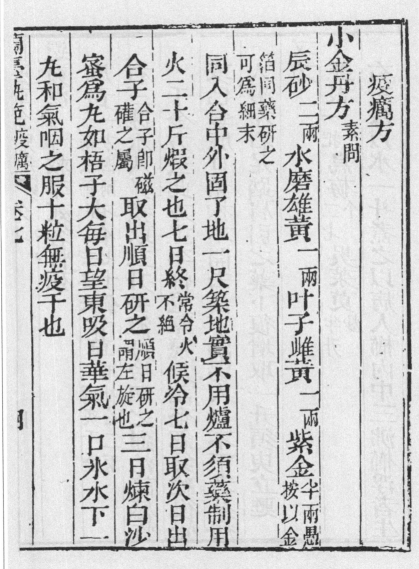

辰砂二兩 水磨雄黃一兩 叶子雌黃一兩 紫金半兩（愚按以金箔同藥研之可爲細末）

同入合中外固了地一尺築地實不用爐不須藥制用火二十斤煆之也七日終（常令火不絶）候冷七日取次日出合子（合子即磁礶之屬）取出順日研之（順日研之謂左旋也）三月煉白沙蜜爲丸如梧子大每日望東吸日華氣一口冰水下一丸和氣咽之服十粒無疫干也

還魂湯金匱　救卒死客忤死

麻黃三兩去節一方四兩　杏仁去皮尖七十個　甘草一兩炙千金用桂心二兩

右三味水八升煑取三升去滓分令咽之通治諸感忤

千金方云此方主卒忤鬼擊飛尸諸奄忽氣絶復覺或已無脉口噤拗不開去齒下湯湯入口不下者分病人髮左右足踏肩引之藥下復增取一升須臾立甦

又方

韮根一把　烏梅二七個　吳茱萸半升炒

右三昧以水一斗煑之以病人櫛內中三沸櫛浮者生

以苦酒煮取三升去滓分飲之

外臺走馬湯附方金匱治中惡心痛腹脹大便不通并通治飛尸鬼擊

巴豆二枚去皮心熬　杏仁二枚

右二味以綿纏搥令碎熱湯二合捻取白汁飲之當下老小量之

雄黃粉千金翼治卒中鬼擊及刀兵所傷血漏腹中不出煩滿欲絕

雄黃一味爲粉以酒服一刀圭日三血化爲水

治疰方外臺　瘟疫轉相染着至滅門延及外人無收視者

赤小豆　鬼箭羽　鬼臼　雄黃研　丹砂各二兩

右五味擣末蜜丸如小豆大服一丸可與病人同牀

辟瘟殺鬼丸外臺

虎頭骨五兩炙　硃砂一兩半研　鬼臼一兩　雄黃一兩半研　皂莢一兩炙

雌黃一兩半研　蕪荑一兩

右六味擣篩以蠟蜜和彈丸大絳囊盛繫臂男左女右

家中懸屋四角月朔望夜半中庭燒一丸忌生血物

八毒赤丸 寶鑑 治𤺥疰病

雄黃　礬石　硃砂　附子 炮　藜蘆　丹皮　巴豆 各一兩　蜈蚣 一條　爲末蜜丸小豆大每服五七丸冷水送下無時 礬石或作礜石

紫金錠　蘇合丸 二方俱見通治

諸疸 附黃汗

素問

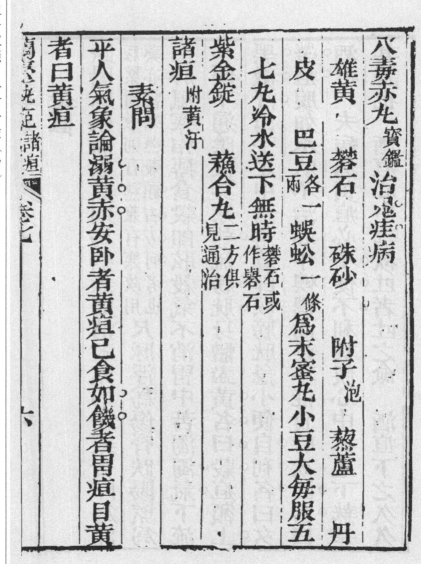

平人氣象論溺黃赤安卧者黃疸已食如饑者胃疸目黃者曰黃疸

金匱

趺陽脉緊而數數則爲熱熱則消穀緊則爲寒食即爲滿脉緊而數則有熱兼有寒故用藥亦當寒熱兼顧古方可考也尺脉浮爲傷腎趺陽緊爲傷脾風寒相搏食穀即眩穀氣不消胃中苦濁濁氣下流小便不通陰被其寒熱流膀胱身體盡黃名曰穀疸額上黑微汗出手足中熱薄暮即發膀胱急小便自利名曰女勞疸腹如水狀不治心中懊憹而熱不能食時欲吐名曰酒疸　夫病酒黃疸必小便不利其候心中熱足下熱是其證也　酒疸心中熱欲吐者吐之愈　酒疸下之久久

為黑疸目青面黑心中如啖蒜虀狀大便正黑皮膚爪之不仁脉浮弱雖黑微黄故知之　黄家從濕得之一身盡發熱面黄肚熱熱在裏當下之　黄疸之病當以十八日為期治之十日以上瘥反劇為難治　疸而渴者其疸難治疸而不渴者其疸可治發於陰部其人必嘔陽部其人振寒而發熱也　黄汗之病兩脛自冷假令發熱此屬歷節食已汗出又身常暮卧盗汗出者此榮氣也若汗出已反發熱者久久其身必甲錯發熱不止者必生惡瘡若身重汗出已輒輕者久久必身瞤瞤即胸中痛又從腰以下

必汗出下無汗腰髖弛痛如有物在皮中狀劇者不能食身疼痛煩燥小便不利此爲黃汗

病源

黃病　黃病者一身盡疼發熱面色洞黃七八日後壯熱口裏有血當下之法如豬肝狀其人少腹內急若其人眼睛澀疼鼻骨疼兩髆及項强腰背急即是虛黃多大便澀但令得小便快即不虛死不用大便多多即心腹脹不存

此由寒濕在表則熱蓄於脾胃腠理不開瘀熱與宿穀相搏煩鬱不消則大小便不通故身體面目皆變黃也利小便爲

總訣

穀疸　脾胃有熱穀氣鬱蒸因爲熱毒所加故猝然發黃

心滿氣喘命在頃刻故云急黃也

勞黃　脾臟中風風與瘀熱相搏故令身體發黃額上黑

微汗出手足中熱薄暮發膀胱急四肢煩小便自利名爲

勞黃

腦黃　熱邪在骨髓腦爲髓海故熱氣從骨髓流入于腦

則身體發黃頭痛眉疼

陰黃　陽氣伏陰氣盛熱毒加之故但身面色黃頭痛而

不發熱名爲陰黃

癖黃　氣水飲停滯結聚成癖因熱氣相搏則鬱蒸不散故脇下滿痛而身發黃名爲癖黃

噤黃　心脾有瘀熱心主於舌脾之絡脉出於舌下若身面發黃舌下大脉起青黑色舌噤不能語名爲噤黃

五色黃　凡人著五種黃其人冥漠不知東西者看其左手脉名手肝脉兩筋中其脉如有如無又看近手屈肘前臂上當有三岐脉中央者名爲手肝脉兩廂者名岐脉看時若肝脉全無兩廂壞其人九死一生若中央脉近掌三

指道有如不絕其人必不死

酒疸　虚勞之人飲酒多進穀少則胃内生熱因大醉當風入水則身目發黄心中懊痛足脛滿小便黄面發赤班

穀疸　穀疸之狀食畢頭眩心忪怫鬱不安而發黄由失飢大食胃氣衝熏所致

女勞疸　其狀身目皆黄發熱惡寒小腹滿急小便難由大勞大熱而交接即入水所致也

黑疸　黑疸之狀小腹滿身體盡黄額上反黑足下熱大便黑是也諸疸久久多變爲黑疸

黃汗之爲病身體洪腫發熱汗出不渴狀如風水汗染衣正黃如蘗汁其脈自沉此由脾胃有熱汗出而入水中浴若水入汗孔中得成黃汗也

諸疸方

茵陳蒿湯金匱 穀疸之爲病寒熱不食食即頭眩心胸不安久久發黃爲穀疸此湯主之

茵陳蒿六兩 梔子十四枚 大黃二兩

右三味以水一斗先煮茵陳減六升内二味煮取三升去滓分溫三服小便當利尿如皂角汁狀色正赤一宿

腹滿黃從小便去也

消石礬石散金匱黃家日晡所發熱而反惡寒此爲女勞得之膀胱急少腹滿身盡黃額上黑足下熱因作黑疸其腹脹如水狀大便必黑時溏此女勞之病非水也腹滿者難治此方主之

消石　礬石燒等分

右二味爲散以大麥粥汁和服方寸七日三服病隨大小便去小便正黃大便正黑是候也

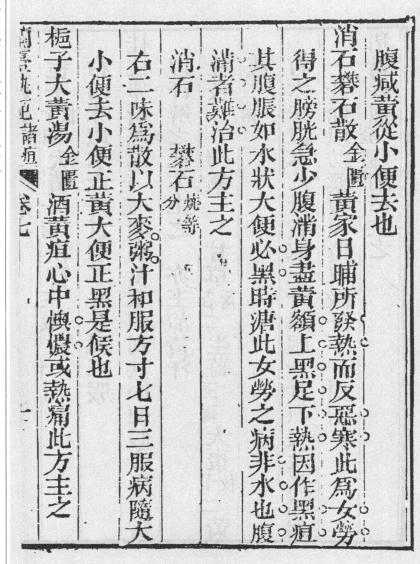

梔子大黃湯金匱酒黃疸心中懊憹或熱痛此方主之

梔子十四枚 大黃一兩 枳實五枚 豉一升

右四味以水六升煮取二升分溫三服

桂枝加黃芪湯金匱 諸病黃家但利其小便假令脉浮當以汗解之此方主之 亦主治黃汗

桂枝 芍藥 甘草各二兩 生薑三兩 大棗十二枚 黃芪二兩

右六味以水八升煮取三升溫服一升須臾飲熱稀粥一升餘以助藥力溫覆取微汗不汗更服

猪膏髮煎金匱 諸黃主之

豬膏半斤　亂髮如雞子大三枚

右二味和膏中煎之髮消藥成分再服病從小便出

茵陳五苓散金匱　黃疸主之

茵陳蒿末一錢　五苓散五分

右二味和先食飲方寸匕日三服此利小便之法

大黃消石湯金匱　黃疸腹滿小便不利而赤自汗出此為

表和裏實當下之

大黃　黃蘗　消石各四兩　梔子十五枚

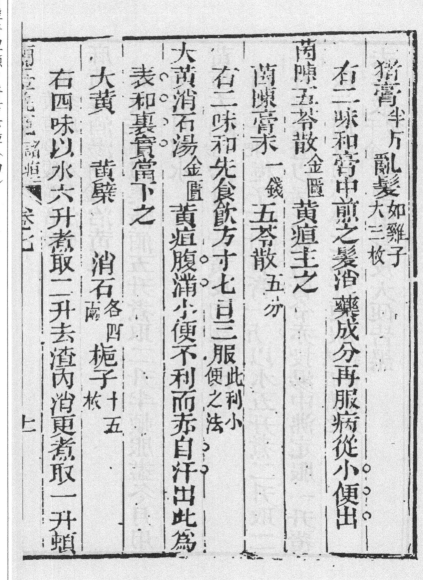

右四味以水六升煮取二升去渣內消更煮取一升頓

服黃疸變腹滿者最多此方乃下法也

麻黃醇酒湯千金 治黃疸

麻黃三兩 以美清酒五升煮取二升半頓服盡冬月用酒春月用水

黃疸方千金翼 治身目皆黃皮肉麴塵出

茵陳一把 梔子二十四枚 石膏一斤 以水五升煮二升取二升半去滓以猛火燒石膏令赤投湯中沸定服一升覆取汗周身以粉粉之不汗更服燒石膏之義甚精妙

赤苓散千金翼 主黑疸身皮大便皆黑

赤小豆三十枚 茯苓六銖切 雄黄一銖 瓜丁四銖 女萎六銖
甘草二銖炙 以水三升煮豆茯苓取八合擣四味爲散和
半錢服之須臾當吐吐則愈亦主一切黄

寒水石散千金翼 主肉疸飲少小便多白如泔色此病得之
從酒

寒水石 白石脂 栝蔞各五分 知母 兔絲子
桂心各三分 擣篩爲散麥粥服五分七日三服五日
知十日差此方不常用聊備一格

女勞疸千金翼 治黄疸之爲病日晡所發熱惡寒少腹急體

黃額黑大便黑溏洩足下熱此爲女勞也腹滿者難療

滑石研　石膏研各五兩　爲散麥粥汁服方寸匕日三小便極利差

牛疸煎千金翼　酒疸身黃麴塵出此主之

牛疸一枚　大黃八兩　芫花一升熬　蕘花半斤熬

右三味以酒一升切三味漬之一宿煮減半去滓內牛膽微火煎令可丸丸如豆大服一服日移六七尺不知更服一丸膈上吐膈下痢或不吐痢而愈

救急三十種黃方外臺

用雞子一顆并殼燒灰研酢一合又溫之總和頓服身體眼暗極黄者不過三顆鼻中亟出神效

療黄疸方外臺

取生小麥苗搗絞取汁飲六七合晝夜三四飲三四日便愈無小麥苗穬麥苗亦得

近效瓜蔕散外臺療黄疸

瓜蔕二七枚　赤小豆七枚　生秫米二七枚　丁香二七枚

右四味搗篩重者取如大豆二枚各着一枚鼻孔中痛縮鼻須臾鼻中瀝清黄水或從口中出升餘則愈病輕

者小豆大則可不愈間日復頻用效或使人以竹筒力吹鼻中無不死者嗅鼻出黃水唐以前卽有此法或用束腰葫蘆內白膜研細加麝少許吹鼻亦能出水

麻黃連軺赤小豆湯傷寒論治傷寒瘀熱在裏身必發黃此主之

麻黃二兩去節　連軺二兩　赤小豆一升　杏仁四十粒　甘草二兩　生梓白皮一升　生薑二兩　大棗十二枚

右以潦一斗先煮麻黃去沫內諸藥煮取三升分溫三服此方治傷寒餘邪未盡之黃與諸症微別

黄芪芍藥桂枝苦酒湯金匱 黄汗之爲病身體腫發熱汗出而渴狀如風水汗沾衣色正黄如蘗汁脉自沉以汗出入水中浴水從汗孔入得之此湯主之

黄芪五兩 芍藥三兩 桂枝三兩

右三味以苦酒一升水七升相和煮取三升温服一升當心煩服至六七日乃解若心煩不止者以苦酒阻故也 一方以美生醯代苦酒 此病在表不在裏

金匱等書治疸病之方最多然用之或效或不效非若他症之每發必中者何也蓋疸之重者有囊在腹中包裹黄水藥不能入非決破其囊或提其黄水出淨必不除根此等病當求屢試屢驗和平輕淡之單方治之專

恃古方竟有全然不僱者

小建中湯見通治　瓜蔕湯方見瞤門

情志卧夢

靈素

靈大惑論五臟六腑之精氣皆上注於目而爲之精精之窠爲眼骨之精爲瞳子筋之精爲黑眼血之精爲絡其窠氣之精爲白眼肌肉之精爲約束裹擷筋骨血氣之精而與脉并爲系上屬於腦後出於項中故邪中於項因逢其身之虛其入深則隨眼系以入於腦則腦轉腦轉則引目

系急目系急則目眩以轉矣邪同其精其精所中不相比也則精散精散則視岐視岐見兩物目者五臟六腑之精也營衛魂魄之所常營神氣之所生也故神勞則魂魄散志意亂是故瞳子黑眼法於陰白眼赤脉法於陽也故陰陽合傳而精明也目者心使也心者神之舍也故精神亂而不轉卒然見非常處精神魂魄散不相得故曰惑也

素舉痛論帝曰余知百病生於氣也怒則氣上喜則氣緩悲則氣消恐則氣下寒則氣收炅則氣泄驚則氣亂勞則氣耗思則氣結　陰陽氣象大論東方生風在聲爲呼在

變動爲握在志爲怒怒傷肝悲勝怒所勝即五行生剋之理南方生熱在聲爲笑在變動爲憂在志爲喜喜傷心恐勝喜中央生濕在聲爲歌在變動爲噦在志爲思思傷脾怒勝思西方生燥在聲爲哭在變動爲欬在志爲憂憂傷肺喜勝憂北方生寒在聲爲呻在變動爲慄在志爲恐恐傷腎思勝恐

調經論神有餘則笑不休神不足則悲血有餘則怒不足則恐　血并於陰氣并於陽故爲驚狂血并於陽氣并於陰乃爲炅中血并於上氣并於下心煩惋善怒血并於下氣并於上亂而善忘以上情志

不卧多卧　靈邪客篇黃帝問於伯高曰夫邪氣之客人也或令人目不瞑不卧出者何氣使然伯高曰五穀入於胃也其糟粕津液宗氣分爲三隧故宗氣積於胸中出於喉嚨以貫心脉而行呼吸焉營氣者泌其津液注之於脉化以爲血以榮四末內注五臟六腑以應刻數焉衛氣者出其悍氣之慓疾而先行於四末分肉皮膚之間而不休者也晝日行於陽夜行於陰常從足少陰之分間行於五臟六腑今厥氣客於五臟六腑則衛氣獨衛其外行於陽不得入於陰行於陽則陽氣盛陽氣盛則陽蹻陷不得入

於陰陰虛故目不瞑黃帝曰善治之奈何伯高曰補其不足瀉其有餘調其虛實以通其道而去其邪飲以半夏湯一劑陰陽已通其卧立至　大惑論黃帝曰人之多卧者何氣使然岐伯曰此人腸胃大而皮膚濕而分肉不解焉善食人多善卧往往如此黃帝曰卒然多卧者何氣使然岐伯曰邪氣留於上焦上焦閉而不通已食若飲湯衛氣留久於陰而不行故卒然多卧焉

不夜瞑不晝瞑　靈樞營衛生會篇黃帝曰老人之不夜瞑者何氣使然少壯之人不晝瞑者何氣使然岐伯答曰壯

者之氣血盛其肌肉滑氣道通榮衛之行不失其常故晝精而夜瞑老者之氣血衰其肌肉枯氣道濇五臟之氣相搏其榮氣衰少而衛氣內伐故晝不精夜不瞑　寒熱病篇陽氣盛則瞋目陰氣盛則瞑目

不得卧　素逆調論不得卧而息有音者是陽明之逆也足三陽者下行今逆而上行故息有音也陽明者胃脉也胃者六腑之海其氣亦下行陽明逆不得從其道故不得卧也下經曰胃不和則卧不安此之謂也夫起居如故而息有音者此肺之絡脉逆也絡脉不得隨經上下故留經

而不行絡脉之病人也微故起居如故而息有音也夫不得臥臥則喘者是水氣之客也夫水者循津液而流也腎者水臟主津液主臥與喘也以上臥　按風邪入於陰經亦多臥

靈淫邪發夢篇陰氣盛則夢涉大水而恐懼陽盛則夢大火燔焫陰陽俱盛則夢相殺上盛則夢飛下盛則夢墮甚飢則夢取甚飽則夢予肝氣盛則夢怒肺氣盛則夢恐懼哭泣飛揚心氣盛則夢喜笑恐畏脾氣盛則夢歌樂身體重不舉腎氣盛則夢腰脊兩解不屬

素問脉要精微論短蟲多則夢聚衆長蟲多則夢相擊毀傷

以上夢

情志臥夢方

半夏秫米湯 靈樞 以流水千里以外者八升，揚之萬遍，取其清五升煮之，炊以葦薪火，沸置秫米一升，治半夏五合，徐炊令竭為一升半，去其滓，飲汁一小杯，日三稍增，以知為度。故其病新發者，覆杯則臥，汗出則已矣；久者三飲而已也。漢時一斗僅今二升，余親見古銅量一枚，較準如此。

半夏麻黃丸 金匱 心下悸者，此主之。

半夏 麻黃等分

右二味末之煉蜜丸小豆大飲服三丸日三此治飲在心下者

桂枝救逆湯金匱　火邪者主之

桂枝三兩去皮　甘草二兩炙　生薑三兩　牡蠣五兩熬　龍骨四兩　蜀漆三兩洗去腥　大棗十二枚

右七味末之以水一斗二升先煮蜀漆減二升内諸藥煮取三升去滓溫服

黃連阿膠湯傷寒論　治少陰病心中煩不得卧

黃連四兩　黃芩一兩　芍藥二兩　阿膠三兩　雞子黃二枚

右五味以水六升先煮三物取二升去滓内阿膠烊盡

小冷內雞子黃攪和溫服七合此治腎氣沖心之不得眠故清心火以納腎氣

酸棗仁湯金匱治虛勞虛煩不得眠

酸棗仁二升 甘草一兩 知母 茯苓 川芎各二兩

右五味以水八升先煮棗仁取六升內諸藥煮取三升分溫三服同一心煩不眠而用藥迥別何醫者之多不審也此方外臺有加乾薑者亦可採取

溫胆湯千金治大病後虛煩不得眠此胆寒故也宜服

半夏 竹茹 枳實各二兩 橘皮三兩 生薑四兩 甘草一兩

右六味㕮咀以水八升煮取二升分三服又一不眠之症方中一

味生薑巳足散胆中之寒庸醫則必以熱藥温胆須知胆爲清虚之腑無用熱補之理也

治多忘千金

菖蒲二分　茯苓　茯神　人參各五分　遠志七分

右五味治下篩酒服方寸七日二夜一五日後知神良

枕中方千金　治好忘

龜甲炙　龍骨　遠志去心　菖蒲等分

右四味治下篩酒服方寸七日三常服令人大聰

鎮心省睡益智方千金翼

遠志五十兩去心　益智子　菖蒲各八兩

右三味爲末以淳糯米酒服方寸匕一百日有效秘不令人知

療虛煩不可攻方外臺

青竹茹二升以水四升煮取三升去滓分溫五服

梔子豉湯見傷寒 補心丸 天王補心丹道藏 鎮心丸以上三方俱見通治

五竅病耳目鼻口齒

靈樞

靈樞脉度篇五臟不和則七竅不通

耳

靈素

靈決氣篇精脫者耳聾　液脫者耳數鳴

素繆刺論邪客於手陽明之絡令人耳聾時不開音刺手大指次指爪甲上去端如韭葉許各一痏立聞不已刺中指爪甲上與肉交者立聞其不時聞者不可刺也此乃邪氣入絡卒然所得之症故可刺耳聾刺手陽明不已刺其通脉出耳前者

病源

耳聤聹耳　津液爲風熱所乘結鞕成丸塞耳

耳方

補腎治五聾方千金翼　治勞聾氣聾風聾虛聾毒聾久聾耳中作聲

草麻仁五分　杏仁去皮尖　桃仁去皮尖　蠟八分　菖蒲　磁石各一兩　巴豆仁一分去皮心熬　石鹽三分　附子炮　通草各半兩　薰陸香一分　松脂二兩半

右十二味先擣諸草石等令細別擣諸仁如脂加松脂及蠟合擣數千杵可丸乃止取如棗核大綿裹塞耳一日四五度出之轉捻不過三四度日一易之

蓯蓉丸濟生 治腎虛耳聾或風邪入於經絡耳內虛鳴

肉蓯蓉　山茰肉　石龍芮一名胡椒菜　石菖蒲

兎絲子　羌活　鹿茸　石斛　磁石

附子各一兩　全蝎七個去毒　麝香半字旋入

右爲末煉蜜丸梧子大每服百丸空心酒下或鹽湯下

麝香佛手散奇效 治五般耳出血水者

麝香少許　人牙煆過存性出火毒以人牙換石首魚齒亦良

右爲細末每用少許吹耳內即乾及治小兒痘瘡出現

壓者酒調一字服之即出

磁石猪腎羹 養老書 治老人久患耳聾養腎臟強骨氣

磁石一斤杵碎水淘去赤汁綿裹 猪腎一對去脂膜細切

右以水五升煮磁石取二升去磁石投腎調和以葱豉薑椒作羹空腹食之作粥及入酒並得

通耳法 濟生

磁石用緊者如豆大一塊 穿山甲燒存性爲末一字

右用新綿紙裹了塞耳口中銜少許鐵覺耳內如風雨即愈一方用班毛一箇巴豆一粒研細綿裹塞耳痛取出

按此症如有火者服清火藥腎虛者服補腎藥隨症施治無定方也

目

論錄

靈論疾診尺篇診目痛赤脉從上下者太陽病從下上者陽明病從外走者少陽病　決氣篇氣脫者目不明

素解精微論夫風之中目也陽氣內守於精是火氣燔目故見風則泣下也

目方

七寶散千金翼　主目暗經年不愈方

琥珀　珠子　珊瑚　决明子　紫貝

石胆　馬珂各一分　硃砂二分　蕤仁五錢

右爲細末傅目中如小豆大日三大良

去瞖方千金翼

貝子十枚燒灰爲末取如胡豆着瞖上日再正仰卧令人傅之如炊一石米久乃拭之有息肉者加珍珠如貝子等分研如粉

補肝丸千金翼　主明目

地膚子　藍子　蒺藜子　車前子　瓜子

兎絲子　茺蔚子各二兩　黃連半兩　青葙子一合

大黃二兩　決明子　細辛　螢火虫各五合　桂心五

分

右十四味擣篩煉蜜和丸飲服如桐子大下十五丸可

加至二十丸慎生冷油蒜等物眼暗神方也

磁味丸倪微德原機啟微集治神水寬大漸散昏如霧露中行漸覩

空中有黑花覩物成二體及內障神水淡綠色淡白色

及治耳鳴及聾

磁石二兩　辰砂一兩　神麹生三兩

右三味更以一兩水和作餅煮浮入前藥煉蜜丸每服十丸加至三十丸空心米湯下

石斛夜光丸　治神水寬大漸散昏如霧露空中有黑花覩物成二神水淡綠淡白色者

天門冬二兩　兎絲子七錢　人參　茯苓各二兩　甘菊　山藥　枸杞　石斛　杏仁各七錢　草決明八錢　麥冬　熟地　生地各一兩　肉蓯蓉　青葙子　羚羊角鎊　蒺藜　川芎　甘草炙　黃連　防風　枳殼　烏犀鎊各五錢　牛膝七錢半

右二十四味爲細末煉蜜丸如桐子大每服三十五丸
温酒鹽湯送下眼科藥不外此諸味

羚羊角散局方治風熱毒上衝眼目暴發赤腫或生瘡疼
痛隱澀羞明
羚羊角鎊 車前子 甘草 黄芩 川升麻
各二兩 決明子二十四枚 草龍膽去蘆 山梔仁各五兩
右爲細末每服一錢食後温熟水調下日進三服小兒
可服五分

蟬花散局方治肝經蘊熱風毒上攻眼目翳膜遮睛赤腫

疼痛昏暗視物不明隱澁難開多生眵淚內外障瞖

草决明炒 甘菊花 川芎不見火 蟬退洗去土 山梔子

穀精草 防風不見火 黃芩去土 蔓荊子 木

賊草 羌活不見火 荊芥 密蒙花 白蒺藜炒去

刺 甘草各等分

右爲末每服二錢用茶清調服或用荊芥湯入茶少許

調服亦得食後及臨卧時服此去翳遍治方

洗眼藥書養老

胆礬一兩煅令白去火毒用 滑石研一兩 秦皮半兩 膩粉二錢

右四味每用一字湯泡侯温閉目洗兩眥頭以冷爲度

胆礬入目極痛假用頗宜

按五臟之病惟目病最多所以另有專科此集畧述内治數方以備採取至於全體治法則當廣求眼科諸書而採討之瘋火時眼煎方即於丸散中擇對症之藥酌用可也

鼻

靈素

靈憂恚無言篇人之鼻洞涕出不收者頏顙不開分氣失也

素五臟別篇五氣入鼻藏于心肺心肺有病而鼻爲之不

利也。

辛頞鼻淵　素氣厥論胆移熱於腦則辛頞鼻淵鼻淵者濁涕下不止也傳爲衄衊瞑目衊血汗也故得之氣厥也

鼻方

通草散千金翼　治鼻中息肉

通草半兩　礬石燒一兩　真珠一銖

右三味下篩撚綿如棗核取藥如小豆着綿頭內鼻中日三次真珠能去一切息肉

䶊鼻方千金翼　治鼻中息肉不得息

礬石燒　藜蘆各半兩　瓜蔕二七枚　附子半兩泡

右四味各擣下篩合和以竹管取藥如小豆大內孔中吹之以綿絮塞鼻中日再以愈爲度吹不如吸

消鼻痔方

苦丁香　甘遂各二錢　青黛　草烏尖　枯礬各二分半

右爲細末麻油搜令硬不可爛旋丸如鼻孔大小用藥納鼻內令至痔肉上每日一次

凌霄花散百一選方治酒齇鼻

凌霄花　山梔等分

右爲末每服二錢食後茶湯調下

蒼耳散　治鼻流涕不止名曰鼻淵

辛夷仁半兩　蒼耳子炒二錢半　香白芷一兩　薄荷五分

右爲末每服二錢用葱茶湯食後調服

治鼻淵方　本事方

山梔子不拘多少燒存性末之搐入鼻中立愈

又方

藿香爲末用猪胆汁或牛胆汁丸每服一錢

按鼻病惟鼻淵最重當博求效方不得徒恃外治法也

又方

絲瓜連根處藤炙爲末酒服（此治鼻中有虫者）

鼻中瘜肉

硇砂 雄黃 巴豆炭 礬信 提硝 珠 冰片 硼砂 苦丁香 以上俱可選用

耳痔及諸瘜肉皆同

耳齒

靈素

口苦　靈邪氣臟腑病形論膽病者善太息口苦嘔宿汁心下澹澹恐人將捕之嗌中吩吩然數唾

齒痛　靈雜病篇齒痛不惡清飲取足陽明惡清飲取手陽明

重舌　靈終始篇重舌刺舌柱以鈹鍼也

瘖　靈憂恚無言篇人卒然無音者寒氣客於厭則厭不能發發不能下至其開闔不致故無音　肝脈鶩暴有所驚駭脈不至若瘖不治自已　驚駭而瘖者與有娠之瘖皆不必治

口糜　素氣厥論膀胱移熱于小腸鬲腸不便上爲口糜

齒寒　素繆刺論邪客於足陽明之經令人鼽衄上齒寒

病源

齘齒者　睡眠而齒相磨切也此由血氣虛風邪客於牙車筋脉之間故因睡眠氣息喘而邪動引其筋脉故上下齒相磨切有聲謂之齘齒

滯頤　脾冷不能收攝涎唾漬於頤也

口病方

口甘方素問　有病口甘者此五氣之溢也名曰脾癉夫五味入口藏於胃脾爲之行其精氣津液在脾故令口甘

也此肥美之所發也此人必數食甘美而多肥者令人內熱甘者令人中滿故其氣上溢轉爲消渴治之以蘭除陳氣也蘭草性味甘寒能利水道辟不祥除胸中痰癖其氣清香能生津止渴潤肌肉故可除陳積蓄熱之氣

口苦方素問

有病口苦者病名胆癉夫肝者中之將也取決于胆咽爲之使此人者數謀慮不決故胆虛氣上溢而口爲之苦治之以胆募俞數謀慮不決肝胆俱勞勞則必虛虛則氣不固故胆氣上溢而口苦胆募在脇本經之日月也胆俞在背足太陽之穴也經又云口苦取陽陵泉亦胆經之穴在委中之外廉

斷口瘡千金　治口瘡久不差入胸中並生瘡三年已上不瘥者

濃煎薔薇根汁含之又稍稍咽之日三夜一冬用根夏用莖葉冬青葉湯亦可漱

推頰車法千金　治失欠頰車蹉開張不合

一人以手指牽其頤以漸推之則復入矣推當疾出其指恐誤齧傷人指也外塗南星末

口氣臭穢方千金

常以月旦日未出時從東壁取步七步回頭向垣立含

水煎燈心遍口即美香此名禁法

口中臭方千金

細辛豆蔻含之甚良

口香去臭方千金

井花水三升漱口吐厠中良

治緊唇方千金

取蛇皮拭淨燒爲灰敷之

又方

灸虎口男左女右

塗唇方 千金 治唇黑腫痛癢不可忍

燒亂髮及蜂房六畜毛作灰猪脂和敷之亦治瀋唇

刺舌法 千金 治舌卒腫滿口溢如吹猪胞氣息不得通須臾不治殺人

刺舌兩邊大脉血出勿使刺着舌下中央脉血出不止殺人如上治不愈或血出數升則燒鐵篦令赤熨瘡數過以絕血也

療舌腫方 千金 治舌腫起如猪胞

釜下墨末以酢厚傅舌上下脫去更傅須臾即消若先

決出血汁竟傳之彌佳凡此患人皆不識或錯治之[illegible]

殺人甚急但看其舌下自有噤蟲形狀或如螻蛄[illegible]

蠶子細看之有頭尾其頭少白燒鐵釘烙頭上使熟[illegible]

自消

療舌腫方千金 治舌上黑有數方大如筯出血如湧泉此

心藏病

戎鹽　黃芩　黃柏　大黃各五兩　人參　桂

心　甘草各二兩

右七味蜜丸梧子大以飲服十丸日三亦燒鐵篦烙之

療重舌 千金 并治舌上生瘡涎出

以蒲黄末傅之不過三度差

療舌腫方 千金

用雄雞冠血盞盛浸舌咽下即縮

療舌腫脹方 本事 治心脾壅熱生木舌腫脹

元參　升麻　大黄　犀角　甘草 各等分

右為細末每服三錢水一盞煎至五分温服不拘時

治失音 養老書

皂角一挺刮去黑皮并子　蘿蔔一個切作片

右以水二碗同煎至半碗服之不過三服便語喫[illegible]藥更妙此方乃去喉閒之痰涎也

療馬喉痺千金治喉痺深腫連頰吐氣數者名馬喉痺

馬鞭草根一握一名牡牛膝勿中風截去兩頭搗取汁服之

琥珀犀角膏治咽喉

真琥珀研　犀角屑生用各一錢　人參　棗仁　茯苓

辰砂研各二錢　片腦研一錢

右爲末研勻蜜爲膏以磁器收貯候其疾作每服一彈子大以麥冬濃煎湯化下一日連進五服此治陰火上炎之喉痛

喉腫刺法 千金翼 治咽痛不得息若毒氣硬咽毒攻咽喉

刺手小指爪文中出血即愈逐左右刺出血神秘立愈

一法刺兩手少商穴出血其穴在大指內廉去爪甲如

韭葉

口旁惡瘡方 千金翼

亂髮灰　故絮灰　黃連末　乾薑末 等分

右四味合和爲散以粉瘡上不過三遍

治面黶方 千金 治䵟䵳烏黶令面潔白

馬珂 二兩　白附子　鷹屎白　珊瑚 各兩

右四味研成粉和勻用人乳調每夜取傅面明旦溫漿
水洗之
又方千金
李子仁爲末和雞子白傅一宿即落　一方用白附子
末酒和傅之即落
止牙痛方
蟾酥七分　硃砂　雄黃各三分　甘草一分
右研極細以飛麵爲丸如菜子大綿裹包塞在痛處
治牙痛仙方

以羊前蹄膝合盤骨以酥塗炙黃為末入細辛末一錢雄黃末五分共三味研極細末擦患處立愈

治牙疼方 千金翼

蒼耳子 五升

右一味以水一斗煮取五升熱含之疼則吐吐復含不過三劑愈無子莖葉皆得用之

如神散 局方 治風牙蚛牙攻疰疼痛牙齗動搖連頰浮腫

露蜂房 微炙 川椒 去目及閉口微炒出汗

右為末每用一錢水一盞入鹽少許同煎八分乘熱漱

之須臾吐一服立效三味炙灰為末擦亦效

細辛散局方 治風蛀牙疼牙齗宣爛牙齒搖動腮頷浮腫

紅椒 硇砂去殼 鶴蝨 牙皂 蓽撥各半兩 荊芥 細辛各一兩 白芷 川烏各二兩

右為細末每用少許於痛處擦之有涎吐出不得咽少時用溫水漱口頻頻擦之立有神效 ○○○ 治風寒牙疼之症

按牙疼有數種寒熱風火虫虛治各不同非對症則不愈故有效有不效至於喉痺一症病變各殊此屬外科病變無窮茲偶錄一二方未及萬一若欲專治此症非廣求博識不可

雜病

靈素

靈口問篇黃帝曰人之欠者何氣使然岐伯荅曰衛氣晝日行於陽夜半則行於陰陰者主夜夜者卧陽者主上陰者主下故陰氣積於下陽氣未盡陽引而上陰引而下陰陽相引故數欠陽氣盡陰氣盛則目瞑陰氣盡而陽氣盛則寤矣　黃帝曰人之噦者乾嘔爲噦或云即噯氣何氣使然岐伯曰穀入於胃胃氣上注於肺今有故寒氣與新穀氣俱還入於胃新故相亂眞邪相攻氣并相逆復出於胃故爲噦

黃帝曰人之唏者何氣使然岐伯曰此陰氣盛而陽氣

虛陰氣疾而陽氣徐陰氣盛而陽氣絶故爲唏　黄帝曰人之振寒者何氣使然岐伯曰寒氣客於皮膚陰氣盛陽氣虛故爲振寒寒慄　黄帝曰人之噫者噫呃逆也何氣使然岐伯曰寒氣客於胃厥逆從上下散復出於胃故爲噫

黄帝曰人之嚏者何氣使然岐伯曰陽氣和利滿於心出於鼻故爲嚏　黄帝曰人之嚲者何氣使然岐伯曰胃不實則諸脉虛諸脉虛則筋脉懈惰筋脉懈惰則行陰用力氣不能復故爲嚲　黄帝曰人之哀而泣涕出者何氣使然岐伯曰心者五臟六腑之主也目者宗脉之所聚也上

液之道也口鼻者氣之門戶也故悲哀愁憂則心動心動則五臟六腑皆搖搖則宗脉感宗脉感則液道開液道開故泣涕出焉液者所以灌精濡空竅者也故上液之道開則泣泣不止則液竭液竭則精不灌精不灌則目無所見矣 黃帝曰人之太息者何氣使然岐伯曰憂思則心係急心係急則氣道約約則不利故太息以伸出之 黃帝曰人之涎下者何氣使然岐伯曰飲食者皆入於胃胃中有熱則蟲動蟲動則胃緩胃緩則廉泉開故涎下 黃帝曰人之耳中鳴者何氣使然岐伯曰耳者宗脉之所聚也

故胃中空則宗脉虚虚則下溜脉有所竭者故耳鳴　黄帝曰人之自嚙舌者何氣使然此厥逆走上脉氣輩至也少陰氣至則嚙舌少陽氣至則嚙頰陽明氣至則嚙唇矣凡此十二邪者皆奇邪之走空竅者也故邪之所在皆爲不足經氣爲邪所據則正氣不能復歸故爲不足當引本經之正氣以逐邪出外所謂正氣者即本經之氣故能禦邪此指針法言之爾醫不知竟用補藥于邪氣所留之經則是補作其邪矣害忍言哉故上氣不足腦爲之不滿耳爲之苦鳴頭爲之苦傾目爲之眩中氣不足溲便爲之變腸爲之苦鳴下氣不足則乃爲痿厥心悗

五味篇酸走筋多食之令人癃鹹走血多食之令人

渴辛走氣多食之令人洞心苦走骨多食之令人變嘔甘走肉多食之令人悶心

師傳篇岐伯曰入國問俗入家問諱上堂問禮臨病人問所便此句為萬世辨症之秘訣黃帝曰便病人奈何岐伯曰夫中熱消癉則便寒寒中之屬則便熱胃中熱則消穀令人懸心善飢臍以上皮熱腸中熱則出黃如糜臍以下皮寒按寒字當作熱字胃中寒則腹脹腸中寒則腸鳴飧泄凡脹滿宜溫藥飧泄亦同胃中寒腸中熱則脹而且泄胃中熱腸中寒則疾飢小腹痛脹　黃帝曰胃欲寒飲腸欲熱飲

百病始生篇陽絡傷則血外溢血外溢則衄血陰絡傷

則血內溢血內溢則後血腸胃之絡傷則血溢於腸外腸外有寒汁沫與血相摶則并合凝聚不得散而積成矣

邪客篇黃帝問於岐伯曰人有八虛各何以候岐伯荅曰以候五臟黃帝曰候之奈何岐伯曰肺心有邪其氣留於兩肘肝有邪其氣留於兩腋脾有邪其氣留於兩髀腎有邪其氣留於兩膕凡此八虛者皆機關之室真氣之所過血絡之所遊邪氣惡血固不得住留住留則傷筋絡骨節機關不得屈伸故病攣也　大惑篇黃帝曰人之善飢而不嗜食者何氣使然岐伯曰精氣并於脾熱氣留於胃胃

熱則消穀穀消故善飢胃氣逆上則胃脘寒故不嗜食

宣明五氣論五味所入酸入肝辛入肺苦入心鹹入腎甘入脾是謂五入五氣所病心爲噫肺爲欬肝爲語脾爲吞腎爲欠爲嚏胃爲氣逆爲噦爲恐大腸小腸爲泄下焦溢爲水膀胱不利爲癃不約爲遺溺膽爲怒是爲五病五精所并精氣并於心則喜并於肺則悲并於肝則憂并於脾則畏并於腎則恐是爲五并虛而相并者也五臟所惡心惡熱肺惡寒肝惡風脾惡濕腎惡燥是爲五惡五臟化液心爲汗肺爲涕肝爲淚脾爲涎腎爲唾是爲五液五味所

禁辛走氣氣病無多食辛鹹走血血病無多食鹹苦走骨骨病無多食苦甘走肉肉病無多食甘酸走筋筋病無多食酸是爲五禁無令多食五病所發陰病發於骨陽病發於血陰病發於肉陽病發於冬陰病發於夏是爲五發五邪所亂邪入於陽則狂邪入於陰則痺搏陽則爲癲疾搏陰則爲瘖陽入之陰則靜陰出之陽則怒是爲五亂五邪所見春得秋脉夏得冬脉長夏得春脉秋得夏脉冬得長夏脉名曰陰出之陽病善怒不治是謂五邪皆同命死不治五臟所藏心藏神肺藏魄肝藏魂脾藏意腎藏志是爲

五臟所藏五臟所主心主脉肺主皮肝主筋脾主肉腎主骨是謂五主五勞所傷久視傷血久卧傷氣久坐傷肉久立傷骨久行傷筋是謂五勞所傷五脉應象肝脉弦心脉鈎脾脉代肺脉毛腎脉石是謂五臟之脉　至真要大論

大要曰君一臣二奇之制也君二臣四偶之制也君二臣三奇之制也君三臣六偶之制也故曰近者奇之遠者偶之汗者不以奇下者不以偶補上治上制以緩補下治下制以急急則氣味厚緩則氣味薄適其至所此之謂也是故平氣之道近而奇偶制小其服也遠而奇偶至大其服

遠大則數少小則數多多則九之少則二之奇之不去則偶之是謂重方偶之不去則反佐以取之所謂寒熱溫涼反從其病也　岐伯曰辛甘發散爲陽酸苦涌泄爲陰鹹味涌泄爲陰淡味滲泄爲陽六者或收或散或緩或急或燥或潤或耎或堅以所利而行之調其氣使其平也　岐伯曰有毒無毒所治無主適大小爲制也帝曰請言其制岐伯曰君一臣二制之小也君一臣三佐五制之中也君一臣三佐九制之大也寒者熱之熱者寒之微者逆之甚者從之堅者削之客者除之勞者溫之結者散之留者攻

之燥者濡之急者緩之散者收之損者益之逸者行之驚者平之上之下之摩之浴之薄之劫之開之發之適事爲故　帝曰反治何謂岐伯曰熱因寒用寒因熱用塞因塞用通因通用必伏其所主而先其所因其始則同其終則異可使破積可使潰堅可使氣和可使必已　岐伯曰主病之謂君佐君之謂臣應臣之謂使非上下三品之謂也

岐伯曰諸寒之而熱者取之陰熱之而寒者取之陽所謂求其屬也帝曰善服寒而反熱服熱而反寒其故何也岐伯曰治其王氣是以反也　五味入胃各歸所喜攻酸

先入肝苦先入心甘先入脾辛先入肺鹹先入腎久而增氣物化之常也氣增而久夭之由也　陰陽應象大論因其輕而揚之因其重而減之因其衰而彰之形不足者溫之以氣精不足者補之以味其高者因而越之其下者引而竭之中滿者寫之於內其有邪者漬形以爲汗　五常政大論岐伯曰大毒治病十去其六常毒治病十去其七小毒治病十去其八無毒治病十去其九穀肉果菜食養盡之無使過之傷其正也不盡行復如法必先歲氣無代天和　至真要大論帝曰願聞病機何如岐伯曰諸風掉

眩皆屬於肝諸寒收引皆屬於腎諸氣膹鬱皆屬於肺諸濕腫滿皆屬於脾諸熱瞀瘛皆屬於火諸痛痒瘡皆屬於心諸厥固泄皆屬於下諸痿喘嘔皆屬於上諸禁鼓慄如喪神守皆屬於火諸痙項強皆屬於濕諸逆衝上皆屬於火諸脹腹大皆屬於熱諸燥狂越皆屬於火諸暴強直皆屬於風諸病有聲鼓之如鼓皆屬於熱諸病胕腫疼酸驚駭皆屬於火諸轉反戾水液渾濁皆屬於熱諸病水液澄澈清冷皆屬於寒諸嘔吐酸暴注下廹皆屬於熱　生氣通天論陽因而上衛外者也因於寒欲如轉樞起居如驚

神氣乃浮因於暑汗煩則喘喝靜則多言體若燔炭汗出而散因於濕首如裹濕熱不攘大筋緛短小筋弛長緛短爲拘弛長爲痿因於氣爲腫四維相代陽氣乃竭陽氣者煩勞則張精絕辟積於夏使人煎厥目盲不可以視耳閉不可以聽潰潰乎若壞都汩汩乎不可止陽氣者大怒則形氣絕而血菀於上使人薄厥有傷於筋縱其若不容汗出偏沮使人偏枯汗出見濕乃生痤疿高粱之變足生大丁受如持虛勞汗當風寒薄爲皶鬱乃痤陽氣者精則養神柔則養筋開闔不得寒氣從之乃生大僂陷脈爲瘻留

連肉腠俞氣化薄傳爲善畏及爲驚駭營氣不從逆於肉理乃生癰腫鬼汗未盡形弱而氣爍穴俞以閉發爲風瘧故風者百病之始也清靜則肉腠閉拒雖有大風苛毒弗之能害此因時之序也　春傷於風邪氣留連乃爲洞泄夏傷於暑秋爲痎瘧秋傷於濕上逆而欬發爲痿厥冬傷於寒春必溫病四時之氣更傷五臟　通平虛實論黃帝問曰何爲虛實岐伯對曰邪氣盛則實精氣奪則虛　刺志論氣盛身寒得之傷寒氣虛身熱得之傷暑穀入多而氣少者得之有所脫血濕居下也穀入少而氣多者邪在

胃及與肺也　玉肌真臟論黃帝曰余聞虛實以决死生願聞其情岐伯曰五實死五虛死帝曰願聞五實五虛岐伯曰脉盛皮熱腹脹前後不通悶瞀此謂五實脉細皮寒氣少泄痢前後飲食不入此謂五虛帝曰其時有生者何也岐伯曰漿粥入胃泄注止則虛者活身汗得後痢則實者活此其候也　臟氣法時論肝苦急急食甘以緩之肝欲散急食辛以散之用辛補之酸寫之心苦緩急食酸以收之心欲耎急食鹹以耎之用鹹補之甘寫之脾苦濕急食苦以燥之脾欲緩急食甘以緩之用苦寫之甘補之肺

苦氣上逆急食苦以泄之肺欲收急食酸以收之用酸補之辛寫之腎苦燥急食辛以潤之開腠理致津液通氣也腎欲堅急食苦以堅之用苦補之鹹寫之　夫邪之客於身也以勝相加至其所生而愈至其所不勝而甚至於所生而持自得其位而起必先定五臟之脉乃言間甚之時死生之期也　毒藥攻邪五穀為養五果為助五畜為益五菜為充氣味合而服之以補精益氣以上皆辨病治病之總訣能精通其理方能識症擇方

[illegible]　素問玉機真臟論冬脉太過則令人解㑊脊脉痛而

少氣不欲言　刺瘧論足少陽之瘧令人身體解㑊寒不甚熱不甚惡見人見人心惕惕然熱多汗出甚

食亦　素氣厥論大腸移熱於胃善食而瘦又謂之食亦胃移熱於胆亦曰食亦

膈洞　靈根結篇太陰爲開開折則倉廩無所輸膈洞故開折者氣不足而生病　邪氣臟腑病形篇腎脉微緩爲洞洞者食不化下嗌還出

重强　素玉機真藏論脾脉不及則令人九竅不通名曰重强

齲齒　靈論疾診尺篇診齲齒痛按其陽之來有過者熱在左左熱在右右熱在上上熱在下下熱　繆刺論齒齲刺手陽明不已刺其脉入齒中者立已手陽明之脉貫頰入於齒中故當刺商陽穴不已則刺其痛脉之入齒中者　按甲乙經註手陽明脉商陽二間三間合谷陽谿偏歷溫溜七穴主齒痛

金匱

趺蹶　其人但能前不能却刺腨入二寸此太陽經傷也

所載雜病其方俱散見於各證條內茲不復贅按病施治無遺法矣

醫宗輯範卷七終

卷八湯方目

足立書

九味蘆薈丸　木香丸　胡黃連丸　如聖丸
蘭香散　白粉散　蟾蜍丸　蕪荑散
安蟲散　白玉散　柳華散　仙方活命飲
消積丸　保和丸　四神丸　五苓散
白虎湯　地黃清肺飲　參蘇飲　小柴胡
湯　加味逍遙散　龍膽瀉肝湯　茵陳湯
黃連香薷飲　金匱加減腎氣丸　五色丸
斷癇丹　褊銀丸　利驚丸　小續命湯
鉤籐鉤飲　大青膏　百祥丸　牛李膏

蘭臺軌範卷八

吳江徐靈胎洄溪著　孫男祖培聰夔校

婦人

素問

六元正紀大論黄帝問曰婦人身重毒之何如岐伯曰有故無殞亦無殞也帝曰願聞其故岐伯曰大積大聚其可犯也衰其大半而止過者死　腹中論帝曰何以知懷子之且生也岐伯曰身有病而無邪脉也　奇病論黄帝問曰人有重身九月而瘖此何爲也岐伯曰胞之絡脉絕也

帝曰何以言之岐伯曰胞絡者繫於腎少陰之脉貫腎繫舌本故不能言帝曰治之奈何岐伯曰無治也當十月復

平人氣象論婦人手少陰脉動甚者姙子也

難經

姙之爲病其內苦結女子爲瘕聚　左者爲腎右者爲命門命門者諸精神之所舍原氣之所繫也男子以藏精女子以繫胞

金匱

問曰新產婦人有三病一者病痓二者病鬱冒三者大便

難何謂也曰新產血虛多汗出喜中風故令病痓亡血復汗寒多故多鬱冒亡津液胃燥故大便難產婦鬱冒其脉微弱嘔不能食大便反堅但頭汗出所以然者血虛而厥厥而必冒冒家欲解必大汗出以血虛下厥孤陽上出故頭汗出所以產婦喜汗出者亡陰血虛陽氣獨盛故當汗出陰陽乃復大便堅嘔不能食小柴胡湯主之雖當汗出不宜太過

師曰產婦腹痛法當以枳實芍藥散假令不愈者此為腹中有瘀血着臍下宜下瘀血湯主之亦主經水不利

產後七八日無太陽証少腹堅痛此惡露不盡不大便煩

燥發熱切脉微實再倍發熱日晡時煩燥者不食食則讝語至夜即愈宜大承氣湯主之熱在裏結在膀胱也

婦人傷寒發熱經水適來晝日明了暮則讝語如見鬼狀者此爲熱入血室治之無犯胃氣及上二焦必自愈

婦人中風發熱惡寒經水適來得七八日熱除脉遲身凉和胸脇滿如結胸狀讝語者此爲熱入血室也當刺期門隨其實而取之期門二穴在乳頭直下四寸第二肋端此等刺法最易學也

婦人之病因虚積冷結氣爲諸經水斷絶至有歷年血寒積結胞門寒傷經絡凝堅在上嘔吐涎唾久成肺癰形體

損分在中盤結繞臍寒疝或兩脇疼痛與臟相連或結熱中痛在關元脉數無瘡肌若魚鱗時著男子非止女身在下未多經候不勻令陰掣痛少腹惡寒或引腰脊下根氣衝氣衝急痛膝脛疼煩奄忽眩冒狀如厥亦或有憂慘悲傷多嗔此皆帶下非有鬼神久則羸瘦脉虛多寒三十六病千變萬端審脉陰陽虛實緊弦行其針藥治危得安其雖同病脉各異源子當辨記勿謂不然

問曰婦人年五十所病下痢數十日不止暮即發熱少腹裏急腹滿手掌煩熱唇口乾燥何也師曰此病屬帶下何

以故曾經半產瘀血在少腹不去何以知之其証唇口乾燥故知之當以温經湯主之

婦人陷經漏下黑不解膠薑湯主之方無考校本云宜是膠艾湯

婦人懷娠六七月脉弦發熱其胎愈脹腹痛惡寒者少腹如扇形容惡寒之盛所以然者子臟開故也當附子湯温之方無考

婦人傷胎懷身腹滿不得小便從腰以下重如有水氣狀懷身七月太陰當養不養此心氣實當刺瀉勞宫關元小便微利則愈

病源

姙娠數墮胎候　血氣虛損子臟爲風冷所居則血氣不足故不能養胎所以致胎數墮候姙娠而恒腰痛者喜墮胎也 按墮胎皆由于血熱

兩胎一死一生候　陽施陰化精盛有餘者則成兩胎其兩胎而一死者候其胎上冷是胎已死也

姙娠過年不産　由挾寒冷宿血在胞而有胎則冷血相搏令胎不長産不以時若其胎在胞日月雖多其胎翳小轉動勞羸是挾於病必過時乃産

胞轉　臍下急痛小便不通是也其病由不同胞轉及胞

落並致死

帶下三十六疾　諸方說三十六疾者是十二癥九痛七害五傷三固是也十二癥者是所下之物一如膏二如青血三如紫汁四如赤皮五如膿痂六如豆汁七如葵根羹八如凝血九如青血血似水十如米汁十一如月浣十二經度不應期也九痛者一陰中傷痛二陰中淋痛三小便卽痛四寒冷痛五月水來腹痛六氣滿並痛七汁出陰中如虫囓痛八脇下皮痛九腰痛七害者一害食二害氣三害冷四害勞五害房六害姙七害睡五傷者一竅孔痛二

中寒熱痛三小腹急牢痛四臟不仁五子門不正引腎痛三囘者一月水閉塞不通其餘二囘文缺不載

與鬼交　臟腑虛神守弱鬼氣得病之也其狀不欲見人獨言笑悲泣脉來遲伏或如鳥啄

惡阻　心中憒悶頭眩四肢煩疼懈惰不欲執作惡聞食氣欲噉食鹹酸果食多睡少起乃至三四月以上大劇者不能自勝舉也此由婦人元本虛羸血氣不足腎氣又弱兼當風食冷太過心下有痰氣挾之而有娠也

子滿　此由肚胃虛弱有停水而挾以妊娠也水漬於胞

則令胎壞惟將產之月而胕微腫則喜產易盡胞藏水血
適初姙娠者則反壞胎
胎漏　此由衝任脉虛不能約制太陽少陰之經血也亦
名胞阻漏血盡則人斃也
鬼胎　正虛則妖魅精入臟狀如懷娠
胎疸　其母臟氣熱熏蒸於胎
血分　是經血先斷而後成水病以其月水壅塞不通經
血分而為水故曰血分
胞絡傷損　子臟虛冷氣下衝則陰挺出謂之下脫亦有

因產用力偃氣而陰脫者

陰具　由子臟有寒寒搏於津液蘊積氣衝于陰故變具也（此亦由內熱所致）

子臟開　由子臟宿虛因產冷氣乘之血氣得冷不得相榮故令開也

婦人方

桂枝茯苓圓（金匱）　治婦人宿有癥病經斷未及三月而得漏下不止胎動在臍上者爲癥痼害妊娠六月動者前三月經水利時胎也下血者後斷三月衃也所以血不

止者其癥不去故也當下其癥此主之

桂枝　丹皮　茯苓　桃仁去皮尖熬　芍藥各等分

右五味末之煉蜜丸如兎屎大每日食前服一丸不知加至三丸

當歸芍藥散金匱　治婦人懷娠腹中㽲痛

當歸三兩　芍藥一斤　茯苓四兩　白术四兩　澤瀉半斤　芎藭三兩　杵為散取方寸匕酒和日三服

乾薑人參半夏丸金匱　治妊娠嘔吐不止

乾薑　人參各一兩　半夏二兩

右三味末之生薑汁糊丸如梧子大飲服十丸日三

葵子茯苓散金匱治姙娠有水氣身重小便不利洒淅惡寒起即頭眩

葵子一斤　茯苓三兩

右二味杵爲散飲服方寸匕日三服小便利則愈

當歸貝母苦參丸金匱治姙娠小便難飲食如故

當歸　貝母　苦參各等分

右三味末之蜜丸如小豆大飲服三丸加至十丸

當歸散金匱婦人姙娠宜常服

當歸　黃芩　芍藥　芎藭各一斤　白朮半斤

右五味杵爲散酒服方寸匕日再服姙娠常服即易產胎無苦疾產後百病悉主之

白朮散金匱姙娠養胎

白朮　芎藭　蜀椒三分去汗　牡蠣

右四味杵爲散酒服一錢匕日三服夜一服但苦痛加芍藥心下毒痛倍加芎藭心煩吐痛不能飲食加細辛一兩半夏大者二十枚服之後更以醋漿水服之若嘔以醋漿水服復不解者小麥汁服之以後渴者大麥粥

服之病雖愈服之勿置原本無分兩

枳實芍藥散金匱 治產後腹痛煩滿不得臥

枳實燒令黑勿太過 芍藥等分

右二味杵為散服方寸匕日三服并主癰膿以麥粥下之假令腹痛不愈此為腹中有瘀血着臍下宜下瘀血湯主之亦主經水不利

下瘀血湯金匱

大黃三兩 桃仁二十枚 䗪虫二十枚去足熬 末之蜜和為四丸以酒一升煎一丸取八合頓服之新血下如豚肝以丸作煎又一

法按新字當作瘀字

竹葉湯金匱　治產後中風發熱面正赤喘而頭痛

竹葉一把　葛根三兩　防風　桂枝　桔梗　人參　甘草各一兩　附子一枚炮　大棗十五枚　生薑五兩

右十味水一斗煮取二升半分溫三服溫覆取汗出頸項强用大附子一枚破之如豆大煎藥揚去沫嘔者加半夏半升洗

竹皮大丸金匱　治婦人乳中虛煩亂嘔逆安中益氣

生竹茹二分　石膏二分　桂枝一分　甘草七分　白薇一分

右五味末之棗肉丸如彈子大飲服一丸日三夜二

有熱倍白薇　煩喘者加柏實一分

白頭翁加甘草阿膠湯金匱　治產後下痢虛極

白頭翁　甘草　阿膠各二兩　秦皮三兩　黃連二兩

蘗皮三兩

右六味水七升煮二升半內膠令消分溫三服

半夏厚朴湯金匱　治婦人咽中如有炙臠

半夏一升　厚朴三兩　茯苓四兩　生薑五兩　乾蘇葉二兩

右五味水七升煮取四升分溫四服日三夜一

甘麥大棗湯金匱治婦人臟燥悲傷欲哭象如神靈所作數欠伸此主之

甘草三兩 小麥一升 大棗十枚

右三味水六升煮取三升分溫三服亦補脾氣

溫經湯金匱主婦人曾經半產瘀血在少腹不去其証唇口乾燥

吳茱萸三兩 當歸二兩 芎藭二兩 芍藥二兩 人參二兩 桂枝二兩 阿膠二兩 丹皮二兩 生薑三兩 甘草二兩 半夏一升 麥冬一升去心 水一斗煮取三升分溫三服 亦主

婦人少腹寒久不受胎兼治崩中去血或月水來過多及至期不來（調經總方）

土瓜根散（金匱）治帶下經水不利少腹滿痛經一月再見

土瓜根　芍藥　桂枝　䗪虫（各三兩）

右三味杵爲散酒服方寸匕日三服（此治瘀血伏留在衝脈之方）

旋復花湯（金匱）寸口脉弦而大弦則爲減大則爲芤減則爲寒芤則爲虛寒虛相搏此名曰革婦人則半產漏下此湯主之

旋復花（三兩）　葱（十四莖）　新絳（少許）　水三升煮取一升頓服

大黄甘遂湯 金匱 治婦人少腹滿如敦狀小便微難而不渴此為水與血俱結在血室也此主之

大黄四兩　甘遂二兩　阿膠二兩

右三味以水三升煮取一升頓服其血當下

礬石丸 金匱 治經水閉不利臟堅癖不止中有乾血下白物

礬石三分燒　杏仁一分

右二味末之煉蜜丸棗核大内臟中劇者再内之

紅藍花酒 金匱 治婦人六十二種風腹中血氣刺痛

紅藍花一兩 酒一大升 煎減半頓服一半未止再服

蛇床子散金匱 治婦人陰寒溫陰中坐藥

蛇床子一味末之以白粉少許和合相得如棗大綿裹內之自然溫

狼牙湯金匱 治婦人陰中生瘡蝕爛者

狼牙三兩水四升煮取半升以綿纏筯如繭浸湯瀝陰中日四遍

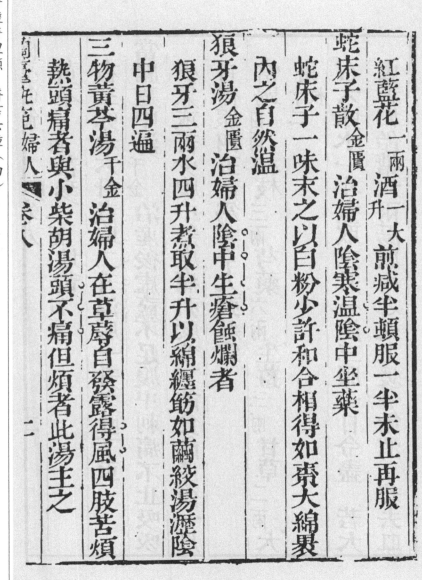

三物黃芩湯千金 治婦人在草蓐自發露得風四肢苦煩熱頭痛者與小柴胡湯頭不痛但煩者此湯主之

黃芩一兩 苦參二兩 地黃四兩

右三味水六升煮取二升温服一升多吐下蟲

當歸建中湯千金 治産後虚羸不足腹中刺痛不止吸吸少氣或苦少腹中急摩痛引腰背不能食飲産後一月日得服四五劑爲善令人強壯宜

當歸四兩 桂枝三兩 芍藥六兩 生薑三兩 甘草二兩 大棗十二枚

右六味水一斗煮取三升分温三服一日令盡 若大虚者加飴糖六兩湯成內之火上煖令飴消 若去血

過多崩傷內衄不止加地黃六兩阿膠二兩

佛手散本事方又名芎歸湯調經

芎藭二兩 當歸三兩

右爲細末每服二錢水一盞酒二分煎七分温服

回生丹 此催生之聖藥

錦紋大黃一斤爲末 蘇木三兩打碎用河水五碗煎汁三碗聽用 大黑豆三升水浸取殼用絹袋盛殼同豆煮熟去豆不用將殼晒乾其汁留用 紅花三兩炒黃色入好酒三四碗煎三滾去渣取汁 米醋九斤陳者更佳 將大黃末入淨鍋下米醋三斤文火熬之以長才節不住手攪之成膏再加醋三斤熬之又

加醋三斤次第加畢然後下黑豆汁三碗再熬次下蘇木汁次下紅花汁熬成大黃膏取入瓦盆盛之大黃鍋杷亦鏟下入後藥同磨　人參　當歸酒洗　芎藭　香附醋炒　延胡索酒炒　蒼朮米泔浸炒　蒲黃隔紙炒　茯苓　桃仁各一兩去皮尖油　牛膝五錢酒洗　甘草炙　地榆酒洗　川羌活　橘紅　白芍各五錢酒炒　木瓜　青皮各三錢去穰炒　乳香　沒藥各二錢　益母草三兩　木香四錢　白朮三錢米泔浸炒　烏藥二兩五錢去皮　良薑四錢　馬鞭草五錢　秋葵子三錢　熟地一兩酒浸九次蒸晒如法製就　山稜五錢醋浸透紙裹煨　五靈脂五錢醋煮化焙乾細研

山萸肉五錢酒浸蒸搗 上三十味并前黑豆殼共晒為末入石臼內大黃膏拌勻再下熟蜜一斤共搗千杵為丸重二錢七八分陰乾不可火烘燥蠟為殼護之用時去蠟

開骨散　臨產婦交骨不開

當歸五錢　龜板三錢醋炙研　芎藭二錢　婦人髮一團　水煎服

奪命散　產後

沒藥　血竭等分

右研為細末纔產下用童便細酒半杯煎一二沸調下二錢良久再服其惡血下行便不衝上免生百疾

下死胎方本事方

桂末三錢 麝香當門子一粒 全研溫酒服須臾如手推下比之用水銀等藥此不致損元氣也

交加散本事方 治婦人榮衛不通經脉不調腹中撮痛氣多血少結聚爲瘕産後中風

生地黃五兩研取汁 生薑五兩研取汁

右交互用汁浸一夕各炒黃漬汁盡爲度末之尋常腹痛酒調下三錢尤不可缺

護胎方本事方 治妊娠時氣身熱令子不落

伏龍干爲末水調塗臍下二寸乾則易差即止　又取井中泥塗心下乾則易

海蛤散本事方　治婦人傷寒血結胸膈揉而痛不可撫近

海蛤　滑石　甘草各一兩　芒硝半兩

右爲末每服二錢雞子清調下

小柴胡加地黄湯本事方　治婦人室女傷寒發熱或發寒熱經水適來或適斷晝則明了夜則譫語如見鬼狀亦治産後惡露方來忽爾斷絶

柴胡一兩一分　人參　黄芩　甘草　生地黄各半兩

右爲末每用五錢水二盞生薑五片棗二枚煎至八分去渣服此即熱入血室

烏雞煎圓局方　治婦人胎前産後諸般疾患並皆治之

烏雄雞一隻　人參　白朮　石牀　丹皮
黃芪　烏藥　草菓　延胡索　地黃熟乾者洗
焙木香　琥珀　肉豆蔻各半兩　陳皮　紅花
川烏泡　海桐皮　芍藥白者　附子泡去皮臍　肉桂去粗皮　蓬莪茂各三兩　蒼朮米泔浸切焙一兩半

右細剉用烏雄雞一隻湯撏去毛及腸肚將上藥安放

雞腹中用新瓦瓶好酒一斗同煮令乾去雞骨[illegible]
紙盛焙乾爲細末煉蜜丸如梧子大每服三十丸

猪蹄湯 局方 治乳婦氣少血衰脉澁不行絕無乳汁

猪蹄一隻 木通五兩

右將猪蹄淨洗依食法事治次用水一斗同木通浸煮
得四五升取汁飲如乳不下再服爲妙

紫石英丸 局方 治婦人久冷無子及數經墮胎經水不調
崩漏帶下三十六疾積聚癥瘕少腹急重小便白濁

烏賊魚骨燒灰 甘草炙 柏子仁微炒別研 山藥各一兩半 辛夷

仁　肉桂去粗皮　桊柏　石斛　乾熟地黃

芎藭　牡蒙　禹餘粮醋淬七次研各二兩　人參　續斷

細辛　桑寄生　牛膝　厚朴薑汁炙　食茱

萸　當歸炒　川烏泡去皮臍　乾薑泡　丹皮各一兩一分　天

門冬去心　紫石英細研飛各三兩

右爲細末煉蜜丸如梧子大每服三十丸溫酒或米飲

下空心食前日二服

催生丹局方　治産婦産育艱難或逆或橫並宜服之

母丁香末一錢　麝香別研一錢　兎腦髓臘月者去皮膜研如泥　乳香別研極細一分

右搗勻以兎腦和圓如雞豆大陰乾用油紙密封臨溫水服一丸即時產下隨男左女右手中握先藥出是驗

小調經散 局方 治產後敗血循經流入四肢腐爛如水服此血行腫消則愈

沒藥 琥珀 桂心 白芍 當歸各一錢 細辛 麝香各五分 爲末薑汁酒各少許調服 此方治血分病最良

二味參蘇丸 治產後瘀血入肺咳嗽喘急

人參一兩 紫蘇二兩 是蘇木

作一劑水煎服若既愈當用六君子湯以補脾胃若口

鼻黑氣起急用此藥加附子五錢亦有得生者

紫蘓飲嚴氏　治子懸腹痛或臨產驚恐氣結連日不安或大小便不利

當歸　甘草　大腹皮黑豆浸水泡　人參　芎藭　橘皮各七分　白芍炒五分　紫蘓一錢　薑葱引水煎服

紫散元和紀用經　止血崩

香附子炒黑存性　爲末熱酒調方寸匕再服立定生末安胎

秦桂丸襍抄方　治婦人無子

秦艽　桂心　杜仲　防風　厚朴各三錢　附

子生用茯苓各一兩五錢 白薇 乾薑 沙參 牛膝、半夏各五錢 人參一兩 細辛一兩一錢

右十四味為末，煉蜜丸如菉豆大，每服三十丸，空心米飲任下。未效再加數丸，已覺有孕便不可服。

求嗣方襍抄方 壬子日合藥，別日不用，名助陽丹

細辛五錢 牛膝二兩 茯苓一兩 沒藥四錢 吳茱萸 白蘞 白芨 秦艽 乳香 防風 當歸去蘆，各三錢 肉桂 厚朴 石菖蒲 附子各二錢 人參一錢 以上二方治胞寒無子，皆陰虛血少者非宜

黃龍湯活人書 妊娠寒熱頭疼嘿嘿不欲飲食脇下痛嘔逆痰氣及產後傷風熱入胞宮寒熱如瘧并經水適斷病後勞復餘熱不解

柴胡一兩 黃芩 人參 甘草各一分炙

右四味每服五錢水一盞半煎一盞去滓溫服

桂枝湯金匱 婦人得平脉陰脉小弱其人渴不能食無寒熱名妊娠桂枝湯主之於法六十日當有此證設有醫治逆者却一月加吐下者則絕之見傷寒

小柴胡湯金匱 婦人中風七八日續來寒熱發作有時經

水適斷此爲熱入血室其血必結故使如瘧狀見傷寒

大承氣湯金匱產後七八日無太陽症少腹堅痛惡露不盡不大便煩燥發熱切脉微實再倍發熱日晡時煩燥者不食食即讝語至夜即愈熱在裏結在膀胱也見傷寒

小青龍湯金匱婦人吐涎沫醫反下之心下即痞當先治其吐涎沫此主之見痰飲涎沫止乃治痞瀉心湯主之見血門

芎歸膠艾湯金匱治陷經漏下黑不解見漏治

豬膏髮煎金匱胃氣下泄陰吹而正喧此穀氣之實也見疸

門

腎氣丸金匱　治婦人飲食如故煩熱不得卧而反倚息者此名轉胞不得溺也以胞系了戾故致此病但利小便則愈

郁崔氏八味丸　見通治

當歸生薑羊肉湯金匱　治產後腹中疞痛并治腹中寒疝

虛勞不足　見通治

按婦人一切外感內傷等症與男子同無庸另立治法惟經帶胎產癥瘕等疾病變多端必從調經種子等法探本索源而後可施用今因金匱要畧有治婦人方論一卷故亦畧載婦人常用之方數十首至其全體仍當取唐宋以來專書詳考之

小兒此卷方論俱從錢氏直訣選出其外有小兒常患之症而方未備者更考他書補入治小兒之法大端畧具其所選之方藥一槪全錄不必更將他卷查閱以便業幼科者專取此書誦習可也

脉法

脉弦急氣不和 脉沉緩傷食 脉促結虛驚 脉浮爲風 脉沉細爲寒 脉亂不治

全幼心鑑云小兒一歲以前看虎口食指寅卯辰三關以驗其病寅卯辰即風氣命三關也脉紋從寅關起不至卯關者易治若連卯關者難治若寅侵卯卯侵過辰者十不救一其脉紋見有五色如因驚必青瀉痢必紫當以類而推

之一歲後則可用一指轉側辨其三部脉弦急浮沉四五歲後脉七八至而細數者爲平九至者傷十至者困六至五至者爲虚爲寒弦緊爲風癎弦急爲客忤

面部症

左腮爲肝右腮爲肺額上爲心鼻爲脾頦爲腎若色赤者熱也宜隨症治之

目部症

目内色赤者心實熱淡紅者心虚熱青者肝實熱淡青者肝虚熱黄者脾實熱微黄者脾虚熱白而混者肺實熱目

目無光者腎虛也

五臟虛實寒熱

心主驚實則叫哭發熱飲水而搐虛則臥而悸動不安

視其睡口中氣溫或合面睡及上竄咬牙皆心熱也

氣實則喜仰臥

肝主風實則目直大叫呵欠項急頓悶虛則咬牙多欠

肝熱則手尋衣領及亂捻物壯熱飲水喘悶目赤發揚

肝有風則目連劄得心熱則發搐或筋脉牽繫而直視風

甚則身反張強直不搐心不受熱也當補腎治肝

脾主困實則困睡身熱飲水虛則吐瀉生風面白腹痛口中氣冷不思飲食或吐清水　呵欠多睡者脾氣虛而欲發驚也

肺主喘實則悶亂喘促有飲水者有不飲水者虛則哽氣長出氣　肺熱則手掐眉目鼻面　肺盛復感風寒則胸滿氣急喘嗽上氣　肺臟怯則唇白悶亂氣粗喘促哽氣者難治肺虛甚也

腎主虛無實也惟瘡疹腎實則變黑陷若胎禀虛怯神氣不足目無睛光面白顱解此皆難育雖育不壽或更加色

欲變症百出愈難救療或目畏明下竄者蓋骨重而身縮也咬牙者腎水虛而不能制心火也

變蒸

小兒在母腹中乃生骨氣五臟六腑成而未全自生之後即長骨脉五臟六腑之神智也變者易也自內而長自下而上又身熱故已生之日後三十二日一變變每畢即情性有異於前何者長生腑臟智意故也何為三十二日長骨添精神人有三百六十五骨除手足中四十五碎骨外有三百二十自生下骨一日十段而上之十日百段三十

二日計三百二十段爲一遍亦曰一蒸骨之餘氣自腦分大齦中作三十二齒而齒牙有不及三十二數者由變不足其常也或二十八日即至長二十八齒以下倣此但不過三十二之數也凡一周遍乃發虚熱諸病如是十周則小蒸畢也計三百二十日生骨氣乃全而未壯也

急驚風症治

小兒急驚因聞大聲或驚而發搐搐正如故此熱生于心身熱面赤引飲口中氣熱二便黄赤甚則發搐蓋熱甚生風陽盛而陰虚也宜利驚丸除其痰熱不可用巴豆之藥

慢驚風症治

小兒慢驚因病後或吐瀉或藥餌傷損脾胃而肢體逆冷口鼻氣微手足瘈瘲昏睡露睛此脾虛生風無陽之症也

小兒初生壯熱吐哯身體强直手足抽掣目反直視是胎驚風症也

發搐症治

驚癇發搐男則目左視無聲右視有聲女則右視無聲左視有聲相勝故也

欲驗逆順男則握拳拇指叉入食指中爲順於外爲逆

女則反入食指爲逆於外爲順仍參吮乳不能類以治其母後倣此

若傷風發搐口中氣熱呵欠頓悶手足動搖

若傷食發搐身溫多睡或吐不思食

百日內發搐眞者不過二三次必死假者頻發不死眞者內生驚癇假者外傷風冷血氣未實不能勝任故發搐

癲癇症治

凡治五癇皆隨臟治之每臟各有一獸之形並用五色丸治之發而重者死病甚者亦死若反折上竄其聲如犬症

屬肝也若目蹬吐舌其聲如羔症屬心也若目直腹脹其聲如牛症屬脾也若驚跳反折手縱其聲如雞症屬肺也若肢體如尸口吐涎沫其聲如猪症屬腎也

附面部三指診候圖

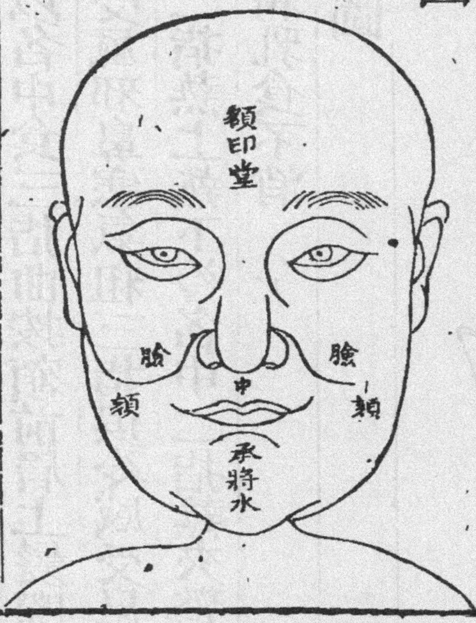

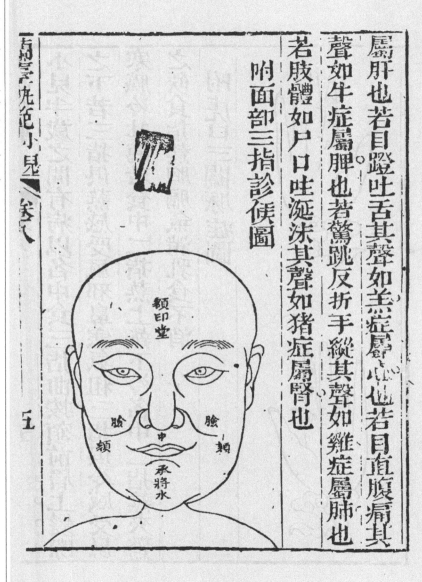

小兒半歲之間有病以名中食三指曲按額前眉上髮際之下若三指俱熱感受風邪鼻塞氣粗三指俱冷感受風寒臟冷吐瀉若食中二指熱上熱下冷名中二指熱夾驚之候食指熱胸膈氣滿乳食不消

附虎口三關脉症圖

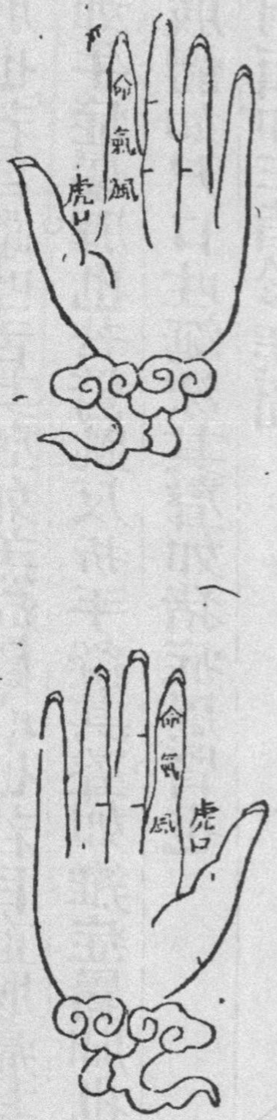

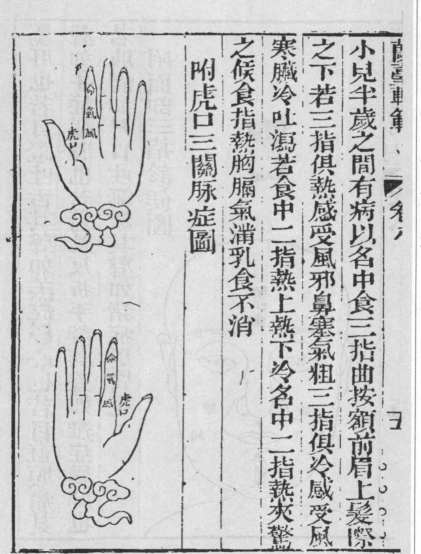

水鏡訣云陰陽運合男女成形已分九竅四肢乃生五臟六腑部位各分逆順難明若憑寸口之浮沉必至悮亡於孩子須明虎口辨別三關消詳用藥必無差誤未至三歲看虎口三關若脉見風關尚易治交氣關則難治交命關爲死症又當辨其色如獸驚三關必青水驚三關必赤人驚三關必黑若紫色主瀉痢黄色是雷驚三關脉通度乃極驚之症必死有紋或青或紅如線直者是母食傷脾左右一樣者是驚積齊發紋有三條白主肺傷風痰或齁鮯聲青主傷寒及嗽紅主泄瀉有黑

相兼主下痢紅多白痢黑多赤痢有紫相兼虎口脉亂乃氣不和也蓋脉紋見有五色由其病甚色能加變至於純黑者不可得而治矣

五臟瘡疹証治

小兒在胎食五臟血穢伏於命門若遇天行時熱或乳食所傷或驚恐所觸則其毒當出初起之候面燥腮赤目胞亦赤呵欠頓悶乍凉乍熱咳嗽噎嚏手足稍冷驚悸多睡宜究其何臟所發察其何因所起令乳母亦須節飲食慎風寒　五臟各有一症肝臟水疱青色而小肺臟膿疱色

白而大心臟疵色赤而小脾臟疹小次疵故色赤黄淺也先發膿疱後發疹子者順先疹子後疵者順反此爲逆惟腎臟俱但見骯冷耳冷是也若寒水來侮故黑陷而耳骯反熱爲逆也急用百祥先牛李膏各三服不愈者死　如發潮熱三日以上出不甚多而熱不止者未盡也潮熱隨出如早食潮熱不已爲水疱之類也一發便出盡者重瘡夾疹者半輕半重也出稀者輕裏外微紅者輕外黑裏赤者微重外白裏黑者大重也瘡端裏黑點如針孔者勢最劇也青乾紫陷昏睡汗出煩躁熱渴腹脹啼喘二便不通

者困也有大熱利小便解熱毒若紫黑乾陷或寒戰咬牙或身黃腫紫者急以百詳丸下之復惡寒不已身冷出汗耳骫反熱者死症也此腎氣大旺脾虛不能制故耳下後身熱氣温飲水者可治以脾土勝腎寒去而温熱也不黑者不可下下則內虛歸腎大抵瘡疹屬陽在春夏為順秋冬為逆冬月腎旺盛寒病多歸腎變黑又當辨春膿疱夏黑陷秋癍子冬疹子者十活四五黑者十難救一　身熱煩渴腹滿而喘便澀面赤悶亂大吐此當利小便不瘥者宣風散下之若能食而痂頭焦起或未焦而喘實亦可下

之若五七日痂不焦是內熱也宜風散導赤之生犀汁解之

癍疹作搐爲脾虛而肝則乘心火妄動風熱相搏也當瀉心肝補脾土　瘡黑而忽便膿血并痂皮者乃脾氣實腎邪退而病安也及瀉而乳食不化者脾虛不能制腎故難治

此卽近世痘瘡之症其病與癍疹同列並無起脹成漿收靨等說大抵宋時之瘡形治法不過如此近日愈變愈重與癍疹絕不相類治亦迥別因知天下之病隨時隨地變化無窮所以內經有五運六氣異法方宜等論

為醫者苟不能知天運之轉移及五方之體性終有偏
執之處不可以稱上工也
痘瘄無人可免自種痘之法起而小兒方有避險之路
此天意好生有神人出焉造良法以救人也然人往往
以種痘仍有死者疑而不敢種不知乃苗之不善非法
之不善也況即有死者不過百中之一較之天行惡痘
十死八九者其安危相去何如也至於治痘之書自宋
至今不下數十種莫不和平切近孰意邇年以來崇奉
怪書不論小兒之强弱痘症之虛實概以大黃數兩石

一膏數斤爲一劑使兒眞火消盡元氣大傷絶其起脹成漿之路因向其父母云此症或不能起脹或不能成漿而死至期果死其父母以爲神目不知此實醫者致之死地也或幸不死則信爲大黃石膏之功而此二味遂爲不祧之藥矣又方中多用蜂房蝎子蠐螬蚯蚓蚌汁等惡物成升成碗灌入兒腹以增其毒而爛其胃宛轉就死尤可痛心夫近日時醫治精壯男婦之病見用淸火之藥一二錢輒以爲此寒凉之品斷不可服必當用附桂參朮獨於數月之小兒反用大寒大毒之藥成兩

成斤俾死者拔遲而不悔何耶醫者不足責爲父母而目覩其子之服此毒藥以致愴死毫無疑怨則何心也

丹瘤

丹瘤之症因熱毒客於腠理搏於血氣發於皮膚當以白玉散塗之

傷風兼變症治二

傷風兼肝則發搐頓悶兼心則驚不安兼肺則喘嗽哽氣兼脾則困睡兼腎則目畏明各隨補其母

諸經發熱症治三

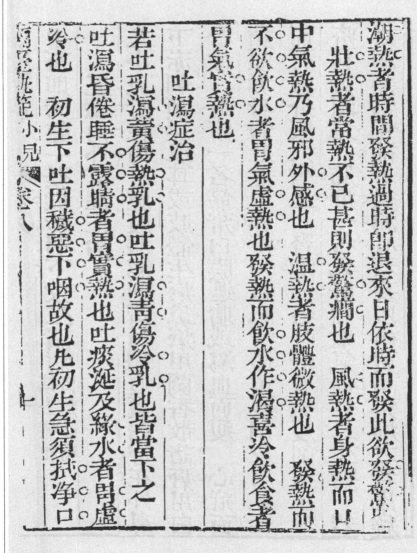

潮熱者時間發熱過時即退來日依時而發此欲發驚

壯熱者常熱不已甚則發驚癇也　風熱者身熱而口

中氣熱乃風邪外感也　溫熱者肢體微熱也　發熱而

不欲飲水者胃氣虛熱也發熱而飲水作瀉喜冷飲食者

胃氣實熱也

吐瀉症治

若吐乳瀉黃傷熱乳也吐乳瀉青傷冷乳也皆當下之

吐瀉昏倦睡不露睛者胃實熱也吐痰涎及綠水者胃虛

冷也　初生下吐因穢惡下咽故也凡初生急須拭淨口

中否則啼聲一發穢物咽下致生諸病拭去穢物出痘必稀

五臟內外疳症主治

凡小兒疳在內目腫腹脹瀉痢青白體瘦氣弱疳在外鼻下赤爛頻揉鼻耳或肢體生瘡鼻疳用蘭香散諸疳用白斂散　肝疳一名筋疳白膜遮睛或瀉血面瘦　心疳面黃顴赤身體壯熱　脾疳一名肥疳體黃瘦削皮膚乾澁而有瘡疥腹大嗜土　腎疳一名骨疳肢體瘦削遍生瘡疥喜卧濕地　肺疳一名氣疳喘嗽氣促口鼻生瘡　若患瀉痢當先補肝後瀉心若妄以硝黃諸藥利之若患癖

當消磨若誤以巴豆硼砂下之及傷寒誤下皆能成疳其初病者爲熱疳久病者爲冷疳冷熱相兼者津液短少者皆因大病脾胃虧損內亡津液所致當固脾胃爲主早爲施治則不變敗症也

腹痛腫脹諸症

小兒腹痛體瘦面色㿠白目無睛光口中氣冷不思飲食或嘔利撮口此脾土虛而寒水所侮也若口中氣溫面色黄白目無睛光或多睡惡食或大便酸臭此積病也若腹脹而悶亂喘滿者實也若不悶亂喘滿者脾虛也誤下之

以致目疱腮面四肢浮腫肚腹愈脹因下而喘脾氣愈虛也脾虛不能勝腎水隨肺氣行於四肢如水狀若侵浮於肺即大喘也

若腎熱傳於膀胱熱甚逆於脾肺脾胃虛而不能制腎水流走四肢而身面皆腫若土勝則剋于肺故令喘也

若口吐涎沫或吐清水面皖白心腹痛有時者虫痛也與癇搐似但目不斜手不搐也安虫散主之

若腹中有癖不食但飲乳是也蓋小兒病此良由乳食不消伏于腹中乍冷乍熱飲水過多即蕩滌腸胃亡失津液

[illegible]弱不能傳化水穀以致四肢羸瘦肚腹漸大而成疳矣

五臟雜症主治

盜汗者厚衣臥而額汗出也盜汗者肌肉虚而睡中汗出也　胃虚汗者上至項下至臍也六陽虚汗者上至頭下至項難治

夜啼者小兒筋骨血脉未成而多哭脾臓冷而痛也當與温中藥或花火膏主之　若虚怯爲冷所乘則唇青

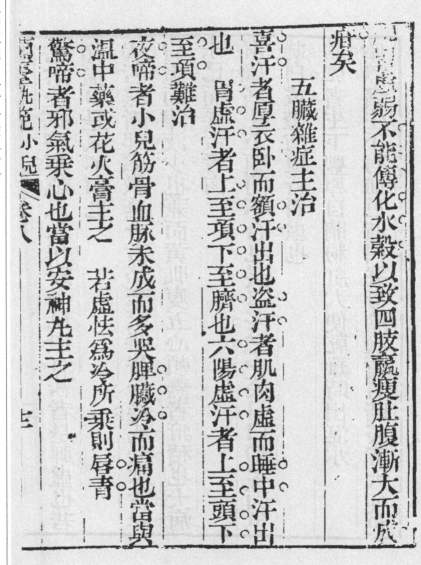

驚啼者邪氣乘心也當以安神丸主之

若浴後拭臍不乾風入作瘡令兒撮口甚者是脾虛也若
頻撮口是氣不和也
弄舌熱者脾臟微熱令舌絡牽緊時時舒熱或飲水者脾
胃虛而津液少也兼面黄肌瘦五心煩熱者疳積也大病
未已而弄舌者凶
解顱者生下顖門不合也長必多愁少笑目白睛多面色
㿠白或體消瘦皆腎虛也
胎肥者生下豐厚目睛粉紅大便乾難時出涎水
胎熱者生下有血色時時叫哭身熱淡黄目睛多赤大便色

黄瘦欲食乳並用浴體法主之

胎怯者生下面白肌肉瘦弱大便白水身無血色哽氣多噦亦用浴體法

急欲乳不能食者此風邪由臍入熱心脾致舌厚脣燥不能吮乳也

龜胸龜背者由兒生下風客於脊入於骨髓致成龜背若肺熱脹滿攻於胸膈即成龜胸並用龜尿點其骨節自愈

取尿法用青蓮葉安龜在上用鏡照之其尿自出

失音亡瀉或大便後雖有聲而不能言又能咽物者非失

腎此腎怯不能上接於陽也凡口噤不止則失音語遲

若大病後身目皆黃者黃病也　身病背强大小便澁一身盡黃小便黃赤此黃疸也瀉者難治　若百日或半年不因病而身黃者胃熱胎疸也若黃兼白者胃怯也

長大不行行則脚軟　齒久不生生則不固　髮久不生生則不黑皆胎弱

小兒方

瀉青丸　治肝經實熱急驚搐搦

羌活（甲乙同歸一治故用羌活）大黃（瀉諸實熱）芎藭（入手足厥陰辛以緩肝）山梔仁

瀉心火實則瀉其子　龍膽草炒益肝膽氣止驚　當歸入足厥陰以其同藏血也　防風各等分

右為末煉蜜丸芡實大每服半丸竹葉湯入砂糖化下

導赤散　治小腸實熱小便秘赤

生地黃涼心與小腸之藥　木通利小腸之熱故錢氏用以導赤　甘草生瀉心火各等分

右為末每服一錢入淡竹葉涼心經水煎

生犀散　治心經虛熱

地骨皮　赤芍藥　柴胡　乾葛各一兩　甘草五錢　犀角二錢鎊主風熱驚癇鎮肝除心熱　丹溪云犀角痘後用以散餘毒無毒而血虛者非宜

右爲末每服一二錢水煎

瀉黃散　治脾胃實熱

霍香葉入手足太陰經助脾開胃止嘔　甘草各七錢五分　石膏五錢瀉胃火　山梔仁一兩治胃中熱氣　防風三兩

右用蜜酒微炒爲末每服一二錢水煎

五味異功散　治脾胃虛弱吐瀉不食

人參　茯苓　白术　甘草炒　陳皮各等分

右爲末每服三錢薑棗水煎

益黃散　治脾土虛寒嘔吐泄瀉

㯽皮 青皮下食入太陰之倉 丁香各二錢去脾胃中寒 訶子肉五錢能開胃消食止痢 甘草炙三錢

右爲末每服二錢水煎

瀉白散 治肺經實熱咳嗽痰喘

桑根白皮炒瀉肺氣之有餘有餘者邪有餘也 地骨皮各一兩 甘草炙五錢

右爲末每服一二錢入粳米百粒水煎

阿膠散 治肺虛咳嗽口乾作渴

明阿膠一兩麩炒能補氣不足 甘草炙一錢 馬兜鈴五錢主肺熱咳嗽清肺補肺

糯米一兩 杏仁七粒去皮尖下喘用治氣也 鼠粘子二錢五分

右爲末每服二錢水煎

地黄丸　治腎虛解顱或行遲語遲等症

熟地黄八錢酒洗益腎水真陰補血虛　山茱萸肉補腎添精　乾山藥凉腎瀉陰中之火治足少陰無汗之骨蒸　白茯苓各三錢入壬癸　牡丹皮　澤瀉各三錢

右地黄杵膏餘爲末加煉蜜丸如桐子大每服二三十丸空心白湯送下

四君子湯　治脾氣虛弱飲食不化腸鳴泄瀉或嘔穢吐逆

人參　白茯苓　白术　甘草炙各五分　水煎服

四物湯　治肝經血虛發熱日晡益甚或煩燥不寐

當歸　熟地黃各二錢　白芍藥一錢　芎藭五分

右作二劑水煎服

八珍湯　治氣血俱虛或因失血過多或因剋伐元氣以致內熱發熱肢體瘦瘁

即四物四君子二湯合服

十全大補湯　治氣血虛熱或因病後惡寒發熱或自汗盜汗食少體倦或發熱作渴頭痛眩運等症

即八珍湯加黃芪肉桂

六君子湯　治脾胃虛弱體瘦面黃或久患瘧痢不思乳食或嘔吐泄瀉飲食不化或時患飲食停滯或母有前症致兒爲患

人參　白术　茯苓各二錢　陳皮　半夏　甘草炙各一錢

右每服二三錢薑棗水煎

補中益氣湯　治中氣不足困睡發熱或元氣虛弱感冒風寒諸症或乳母勞役發熱致兒爲患

黄芪炙　人參　白术炒　甘草炙　當歸　陳

皮各五分　升麻　柴胡各二分

右七味加薑棗水煎

香砂助胃膏　治胃寒吐瀉乳食不化

人參　白术炒　白茯苓各五錢　甘草炙　丁香各一錢去胃中寒　砂仁四十粒下氣消食　白豆蔻十四粒寬胃煖脾胃進食　肉豆蔻四箇煨溫中補脾下氣運化非比香附陳皮之駃泄也　乾山藥一兩

右為末煉蜜丸芡實大每服二三丸米飲磨化

肥兒丸　治食積五疳頸項結核髮稀成穗發熱作渴等症

黄連炒　神麴炒　木香各一兩五錢　檳榔二十箇破滯氣　肉豆蔲二兩泡　史君子酒浸　麥芽炒各四兩

右爲末麪糊丸如麻子大每服三五十丸米飲下良久用五味異功散一服以助胃氣

九味蘆薈丸　治肝脾疳積體瘦熱渴大便不利或瘰癧結核耳內生瘡等症

蘆薈　胡黄連　黄連　木香　蕪荑炒　青皮　白雷丸　鶴虱草各一兩　麝香三錢

右爲末蒸餅糊丸如麻子大每服一二錢空心白湯下

木香丸　治冷疳

木香　青黛　梹榔　肉豆蔻　麝香各一錢半

續隨子一兩去油　蝦蟆三箇燒存性

右爲末蜜丸如菉豆大每服三五丸煎薄荷湯下

胡黄連丸　治熱疳

胡黄連　黄連各五錢　硃砂二錢另研

右爲末塡入猪胆內以線扎懸掛銚中淡漿水煮數沸取出研入蘆薈麝香各二錢飯和丸如麻子大每服一二十丸米飲下

神聖丸　治冷熱疳瀉

史君子取肉一兩　胡黃連　川黃連　白蕪荑炒各二兩五錢

麝香五分另研　乾蝦蟆五箇酒煮杵膏

右爲末以蝦蟆膏杵丸麻子大每服一二十丸煎人參湯下

蘭香散　治鼻疳赤爛

蘭香葉二錢燒灰　銅青　輕粉各五分　爲末乾貼

白粉散　治諸疳瘡

海螵蛸三分　白芨二分　輕粉一分

右爲末先用漿水洗拭乾貼

蟾蜍丸　治無辜疳症一服虛熱退二服煩渴止三服瀉痢愈

蟾蜍一枚夏月溝渠中取腹大不跳不鳴身多癩者

右取糞蛆一杓置桶中以尿浸之却將蟾蜍跌死投與蛆食一晝夜用布袋盛蛆置急流中一宿取出瓦上焙乾爲末入麝香一字粳米飯丸麻子大每服二三十丸米飲下其效如神

蕪荑散　治蟲動口內流涎

白蕪荑　乾漆炒各等分

右爲末每服五六分米飲下

安虫散　治虫動心痛

胡粉炒黄　檳榔　川楝子　鶴虱各三錢　枯白礬二錢五分

右爲末每服五六分痛時米飲調下

白玉散　治丹瘤

白土二錢五分　寒水石五錢　爲末用米醋或新水調塗

□□散　治熱毒口瘡

黃柏炒　蒲黃　青黛　人中白煆各等分為末敷

仙方活命飲　治一切瘡毒未成者內消已成即潰此消毒排膿止痛之聖藥也若膿出而腫痛不止者宜元氣虛也當補之

穿山甲　白芷　防風　沒藥　甘草

赤芍藥　歸尾　乳香　花粉　貝母各一錢

金銀花　陳皮各三錢　皂角刺二錢

右每服二三錢酒水各半煎

消積丸　治食積大便酸臭發熱

丁香九粒　縮砂十二粒　巴豆二粒去皮心膜　烏梅肉三箇

右爲末麪糊丸黍米大每服五七丸溫水下

保和丸　治食積

山查二兩　神麴二兩　半夏　茯苓各一兩　陳皮　連翹　蘿蔔子各五錢

右爲末粥糊丸如桐子大每服一二十丸白湯下

四神丸　治脾腎虛泄瀉不食或乳母患此致見爲患

肉豆蔻二兩　補骨脂四兩　五味子二兩　吳茱萸一兩

右爲末用水二碗生薑八兩紅棗一百枚煮乾用棗肉和末丸如麻子大每服二三十丸空心食前白湯下子母並服

五苓散　治霍亂吐瀉燥渴飲水小便不利

澤瀉五錢　猪苓　官桂　赤茯苓　白朮各三錢

右爲末每服一二錢白湯調下

白虎湯　治傷暑煩燥身熱痰盛頭痛口燥大渴

知母一兩五錢　石膏四兩　白粳米八錢　甘草炙五錢

右爲末每服一二錢水煎

地黃清肺飲　治肺痿咳嗽痰唾稠粘

阿膠一錢麩炒　鼠粘子二分炒　馬兜鈴　甘草各五分炙　杏仁七枚去皮尖　糯米十粒炒

右每服一錢水煎　此方似脫地黃一味否則即前阿膠散方矣

參蘇飲　治感冒風寒或腹脹少食泄瀉嘔吐或手足逆冷喘促痰涎

人參　紫蘇　陳皮　半夏　茯苓　枳殼麩炒　桔梗炒　前胡　乾葛　甘草炒各五分　木香三分　為末每服一二錢水煎

小柴胡湯　治傷寒溫熱身熱惡風頭痛項强四肢煩疼寒熱往來嘔吐痰實及治中暑病瘧

柴胡八錢　半夏湯泡　黄芩　人參各三錢　甘草炙二錢

右每服一二錢薑棗水煎

加味逍遙散　治乳母肝脾氣血虛弱發熱致兒爲患

當歸　白术　茯苓　芍藥炒黄各一錢　柴胡

牡丹皮　山梔炒　甘草炒各五分　水煎服

龍胆瀉肝湯　治肝經濕熱或囊癰便毒小便澁滯

龍胆草酒炒五分　車前子炒　木通　歸尾　澤瀉

甘草　黃芩　生地　山梔各三分　水煎服

茵陳湯　治身熱鼻乾汗出二便赤澁濕熱發黃

茵陳六錢　梔子二箇　大黃二錢　每服一錢水煎

黃連香薷飲

香薷四兩　厚朴二兩　黃連

右每服一二錢將朴連同生薑炒令紫色入香薷水酒

各一盞煎冷服

金匱加减腎氣丸　治脾腎虛腰重脚輕小便不利或

吐腹腫脹四肢浮腫喘急痰盛已成蠱者此症多因脾

胃虛弱治失其宜元氣復傷而變者非此藥不救

白茯苓三兩　附子炮五錢　川牛膝　肉桂　澤瀉

車前子　山茱肉　山藥　牡丹皮各一兩　熟

地黃四兩搗碎酒拌杵膏

右為末和地黃膏加煉蜜杵丸如桐子大每服二十

丸空心米湯下

五色丸　治五癇

硃砂　真珠各五錢　水銀　雄黃各一錢　黑鉛三兩同水銀結

成

砂

右爲末煉蜜丸麻子大每服三四丸煎銀花薄荷湯下

斷癇丹　治癇瘥後變症不止

黄芪蜜炙　鈎藤鈎　細辛　甘草炙各五錢　蛇退三寸酒炙

蟬蛻去土四箇　牛黄一字另研

右爲末煮棗肉爲丸麻子大每服五七丸人參煎湯下

褊銀丸　治風涎膈熱及乳食不消腹脹喘促

巴豆　水銀各五錢　京墨八錢火燒醋淬研　黑鉛二錢半水銀煎　麝香五分另研

右爲末陳米粥丸如菉豆大每服二三丸煎薄荷湯下

利驚丸　治急驚

天竺黄二錢　輕粉、青黛各一錢　黑牽牛炒五錢

右爲末蜜丸豌豆大每歲服一丸薄荷湯化下

小續命湯　治中風不省人事涎鳴失音肢體反張或時厥冷

麻黄去節　人參　黄芩　芎藭　芍藥　甘草炙　杏仁去皮尖研　漢防己　官桂各五錢　防風七錢五分　附子炮去皮臍二錢

右各另爲末和匀每服一錢薑棗水煎有熱減桂附

鈎藤鈎飲　治吐利脾胃虧損虛風慢驚

鈎藤鈎三分　蟬蛻　防風炒　人參　麻黄

白僵蠶炒　天麻　蝎尾去毒炒各五錢　甘草炙　芎藭各二錢五分　麝香一錢另研　爲末每服一二錢水煎

大青膏　治傷風吐瀉身温氣熱驚搐

天麻　青黛各一錢　白附子　乾蝎去毒　烏稍蛇肉酒浸焙　硃砂　天竺黄二錢　麝香二分

右爲末生蜜和膏每服一豆粒許月中兒用半粒薄荷

百祥丸　治痘瘡黑陷及嗽而吐青綠水

紅牙大戟陰乾漿水煮軟去骨復入原汁中煮

右焙乾爲末水丸粟米大每服十丸赤芝麻湯送下

牛李膏　治痘瘡黑陷

牛李子一味杵汁石器內熬膏每服皂子大煎杏膠湯化下

雄黃散　治痘後牙齦生疳蝕瘡

雄黃一錢　銅綠二錢　同研細量瘡大小乾糝其上

歸脾湯　治乳母脾經氣鬱致見爲患

人參　白朮　茯神　黃芪　龍眼肉各二錢

遠志一錢　酸棗仁　木香　甘草炙三分

右剉聚水煎服加柴胡山梔名加味歸脾湯

越鞠丸　治乳母六鬱傳兒爲患或胸滿吐酸齒痛瘡疥等症

蒼朮　神麯炒　香附子　山查　山梔炒

撫芎　麥芽炒各等分

右爲末水調神麯糊丸桐子大每服二三十丸白滾湯下子母並服

[illegible]丸　治邪熱驚啼心脾壯熱面黃頰赤
[illegible]門冬去心　牙硝　白茯苓　乾山藥　寒水
石　甘草各五錢　硃砂一兩　龍腦二分半
●右爲末煉蜜丸芡實大每服半丸砂糖水化下

[illegible]膏　治夜啼
燈花一顆塗乳上令兒吮之

[illegible]鈎藤散　治肚疼驚啼
鈎藤　天麻　茯苓　芎藭　白芍藥各二錢
甘草　蟬蛻各一錢　每服一錢燈心湯下

羚羊角丸　治行遲

羚羊角鎊　虎脛骨醋炙黄　生地黄焙　酸棗仁　白茯苓各五錢　肉桂　防風　當歸　黄芪各二錢五分

右爲末煉蜜丸每服一皂子大白湯化下

止汗散　治睡而自汗

故蒲扇一把燒存性研爲末每服三錢温酒調下

當歸六黄湯　治血虛不足虛火内動盜汗不止

當歸　熟地黄　黄芪炒　黄柏以下俱炒黑　黄芩

黄連　生地黄各等分　每服二錢水煎服

人參湯　治心血虛熱自汗盜汗

人參　當歸各等分

右用猪心一片每服三錢水煎服

參附湯　治眞陽不足上氣喘急自汗盜汗或病久陽氣脫陷並宜服之

人參五錢　附子一兩泡　每服一錢薑水煎

人參養榮湯　治脾肺俱虛發熱惡寒肢體瘦倦食少作瀉或久病虛損口乾食少欬而下痢驚熱自汗

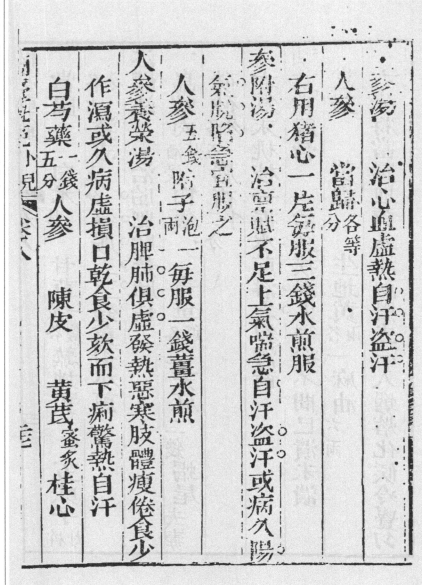

白芍藥一錢五分　人參　陳皮　黃芪蜜炙　桂心

當歸　白朮炒　甘草炙各一錢　熟地黃　五味子杵炒各七分　遠志五分

每服二三錢薑棗水煎

浴體法　治胎肥胎熱胎怯

烏蛇肉酒浸焙　白礬二分　青黛各三錢　天麻二錢　蝎尾去毒　硃砂各五分　麝香二分半

右為末桃枝一握水煎浴之勿浴背

湯潑當歸膏　治跌撲湯火等瘡不問已潰未潰

當歸　黃蠟　生地黃各一兩　麻油六兩

右將當歸地黃入油煎黑去渣入蠟熔化候冷攪勻

一曰夜發以上皆直訣所載之方以下諸方皆取別本附入者

奪命散秘方治一切急驚慢驚涎潮塞手足抽搐目直神昏夜啼晝倦吐乳瀉白種種惡症

珍珠　牛黄各三分　琥珀五分　胆星　白附子

蟬蛻炙　天虫　茯苓　皂角　防風　茯神錢各二　天竺黄研　橘紅　甘草　薄荷　硃砂錢各一　天麻三錢　全蝎十箇酒洗焙　礞石煅三錢　冰片　麝香各三分

右為末和匀每服一二分或用神麴糊丸麻子大每服

一二十丸量兒大小加減鈎藤一錢薄荷三分泡湯下

凡小兒有病即宜少與乳食若似驚風即宜斷乳如欲食與米飲一勺必欲食乳須先將乳擠空然後以空乳令吮否則乳下喉中即成頑痰雖神丹無效俟少安漸與乳可也

治疳積方

不落水雞肝酒洗同黃蠟一錢頓熟去蠟吃

治赤游方

寒水石　黃柏　黃連　大黃　鉛粉

枯礬　白墡粉　冰片　青黛

右藥隨擧幾味研麻油調塗

治瘡出眼中方

取田雞膽點之愈

治癩方　不拘頭面遍身瘡癢黄水出俱效

黄連一兩　蛇床子五錢　五棓子一兩　輕粉三錢　黄柏五錢　枯礬五錢　川椒二錢　冰片一錢　同研麻油調塗

治骨蒸方

銀柴胡八分　鮮骨皮酒洗一錢　真青蒿八分　川連五分　犀角

五分丹皮五分甘草三分元參一錢竹葉二十片蘆根一兩水煎服

治遺尿方 幼幼新書

雞膍胵一具炙 桑螵蛸三枚炒 甘草三分炙 黄芪 牡蠣各五錢煅 為粗末每用一錢水一盞煎去渣服

治牙疳方

入中白一錢 枯礬三分 紅褐子一錢燒存性 雞肫皮二錢煅 霜梅八分煅 雄黄五分 硼砂五分 銅青三分

右為末煎濃茶調搽吐出涎

治吐乳方 幼幼新書

蓮子心七枚焙 丁香三粒 人參三分

右同研乳汁浸令兒吮食

治螳螂子方 即妬乳也

青黛一錢 元明粉三錢 硼砂一錢 薄荷五分 冰片一分

右同研細擦口內兩頤吐出涎一日用四五次

自古無螳螂子之病凡小兒變蒸之候每有口內微腫惡乳之時名曰妬乳不治自愈其或不能坐視則用此方塗口亦易愈近日海濱妖婦造割螳螂子之法以騙

人取利強者幸愈弱者俱死惟松江蘇州最受其害蓋小兒兩頤內外皮有兩層中空處有脂膜一塊人人皆然割去復生妖婦以此惑人人見果有如螳螂子者遂相信不疑死而不悔深可憐憫除蘇松之外天下並無有生螳螂子而死者斷不可爲其所愚而受害也

小兒股內無力因跌而起一足不伸臀左右見大小不同腰脊歪斜脊骨高起俱屬不治或久而成毒亦爲廢人

[illegible]卷八 終

醫貫砭卷上

吳江徐靈胎洄溪著　男　爔鼎和校

十二官論

心者君主之官也神明出焉肺者相傅之官治節出焉肝者將軍之官謀慮出焉膽者中正之官決斷出焉膻中者臣使之官喜樂出焉脾胃者倉廩之官五味出焉大腸者傳道之官變化出焉小腸者受盛之官化物出焉腎者作強之官伎巧出焉三焦者決瀆之官水道出焉膀胱者州都之官津液藏焉氣化則能出矣凡此十二官者不得相

失也故主明則下安主明主字緊頂上文主字來下文何得云別有一主以此養生則壽歿世不殆以爲天下大昌主不明則十二官危使道閉塞而不通形乃大傷以此養生則殃以爲天下者其宗大危戒之戒之至道在微變化無窮孰知其原窘乎哉消者瞿瞿孰知其要閔閔之當孰者爲良恍惚之數生於毫氂毫氂之數起於度量千之萬之可以益大推之大之其形乃制此書專爲八味六味而作欲表章二方必先講明所以然之故徧閱經文並無其說只有心主之官一語又是斷斷不可用二方者只得將命門二字增入然後二方可爲十二官之主藥其作僞之心如此

玩內經註文卽以心爲主愚謂人身別有一主非心也開口

即闢內經此乃邪說之根謂之心主之官當與十二官平等不得獨尊心之官爲主若以心之官爲主則下文主不明則十二官危當云十一官矣此理甚明何註經者昧此耶明明說君主則極尊之稱矣何以不得尊之其曰十二官危者蓋主不明則心亦自病也若曰十一官則主不明之病反不在內於義爲不備矣蓋此一主者氣血之根生死之關十二經之綱維也

或問心既非主而君主又是一身之要然則主果何物耶何形耶何處安頓耶余曰悉乎問也若有物可指有形可見人皆得而知之矣惟其無形與無物也故自古聖賢因心立論而卒不能直指其實因心立論仍是說心不是說命門也據爾言則從古聖賢

當以命門立論矣孔門之一貫上紹精一執中之統惟曾子子貢得其傳而二子俱以心悟而非言傳也設以言傳當時門人之所共聞不應復有何謂之問也後來子思衍其傳而作中庸天命之性以中爲大本而終於無聲無臭孟子說不動心有道而根於浩然之氣而又曰難言也人因外感內傷而生疾病用草木金石之藥補之瀉之寒之熱之以調其氣此乃極平常之理偏要說到四書六經談性談命傳道等語與疾病何涉即內經所云司天運氣義極精微亦不過指六淫之氣感人耳何嘗大言欺人耶老氏道德經云谷神不死是曰玄牝玄牝之門造化之根又曰恍恍惚惚其中有物佛氏心經云空中無色無受想形識無眼

耳鼻舌身意又曰萬法歸一一歸何處夫一也中也性也浩然也玄牝也空中也皆虛名也不得已而強名之也立言之士皆可以虛名著論至於行醫濟世將以何味的為君主之藥而可以綱維一身之疾病耶此段乃其邪說之所從出其云一貫大本難言萬法歸一皆暗指命門為言則古聖賢道統之傳並與心上毫無干涉祇是傳此腎中命門之訣而八味六味一方乃是一貫大本難言萬法歸一之補藥此等怪論自開闢以來未之或有小人之欺世至於此極而粗通文理之人觀之不但不怪且以此人為真知孔孟之學者亦大可怪矣

腎有二精所舍也生於脊膂十四椎下兩旁各一寸五分形如豇豆相並而曲附於脊外有黃脂包裹裏白外黑各

有帶二條上條係於心包下條過屏翳穴後趨脊骨兩腎
俱屬水但一邊屬陰一邊屬陽越人謂左爲腎右爲命門
非也命門即在兩腎各一寸五分之間此本舊說然亦影響杜撰之語與内
經全不合也當一身之中易所謂一陽陷於二陰之中内經云
七節之旁有小心是也名曰命門是謂眞君主内經何不言命門者
君主之官耶乃一身之太極無形可見既云小心何以無形兩腎之中是
其安宅也按内經並無命門之說惟靈樞根結篇云太陽根起於至陰結於命門命門者目也衛氣篇亦
云命門者目也素問陰陽離合論云太陽根於至陰結於命門王啓玄註云命門者藏精光照之所則兩目也經文
所指命門皆以目言蓋以目爲五藏六府精氣所注故曰命門又門者出入開闔之地目之精光内瑩外照而啓閉

髓時於門字義爲切若腎中一點眞陽而謂之門義亦不合其右旁有一小竅即三焦內經明云上焦如霧中焦如漚下焦如瀆乃指腎旁小竅杜撰不倫三焦者是其臣使之官經云三焦者決瀆之官膻中者臣使之官前段明明引過今乃以三焦爲命門臣使之官何顛倒如是稟命而行周流於五藏六府之間而不息名曰相火相者言如天君無爲而治宰相代天行化此先天無形之火與後天有形之火不同決瀆之官如何代天行事且命門而指爲天君尤爲支離其左旁有一小竅乃眞陰眞水氣也亦無形火無形猶可水如何說無形且眞字乃對假而言以三焦及此竅爲眞火眞水將心火腎水爲假火假水耶且前竅名三焦此竅又名何物耶上行夾脊至腦中爲髓海泌其精液注之於脈以榮四末眞陰之氣所泌者何物之

精液且何以見得必從髓海中到四末內注五藏六府以應刻數亦隨相火潛行周身與兩腎所主後天有形之火不同按靈樞營衛生會篇論中焦云此所受氣者泌糟粕蒸津液化其精微上注於肺脈乃化而爲血以奉生身莫貴於此故獨得行於經隧命曰營氣又云上焦亦與營俱行於陽二十五度行於陰二十五度一周也經文鑿鑿皆指營氣而言今乃移作腎中水氣杜撰不倫顛倒錯亂眞囈語也但命門無形之火在兩腎有形之中爲黃庭無形之火前指三焦今又指命門故曰是誰日五藏之眞惟腎爲根腎爲五藏之眞何物爲五藏之假耶褚齊賢云人之受胎始於任之兆惟命門先具有命門然後生心心主血有心然後生肺肺主皮毛有脾然後生腎腎主骨髓有腎則與命門合二數備是以

腎有兩岐也（前云命門在中腎在兩旁今又引腎與命門合爲二仍是左右對待之義前後支離如此）可見命門爲十二經之主腎無此則無以作強而伎巧不出矣膀胱無此則三焦之氣不化而水道不行矣（膀胱與三焦鑿然兩府云膀胱無命門則三焦不化如何接續）脾胃無此則不能蒸腐水穀而五味不出矣肝膽無此則將軍無決斷而謀慮不出矣大小腸無此則變化不行而二便閉矣心無此則神明昏而萬事不能應矣（將君主之官亦退而聽命於命門尚足當君主之稱耶）此所謂主不明則十二官危也（此所謂三字竟鑿然以內經亦以命門爲主無忌憚已極）余有一譬焉譬之元宵之鼇山走馬燈拜者舞者飛者走者無一不具

其中間惟是一火耳火旺則動速火微則動緩火熄則寂然不動而拜者舞者飛者走者軀殼未嘗不存也走馬燈中之物皆是死物所以惟恃火氣衝突機關而動若五藏六府各有生氣豈專恃命門耶惟其視五藏六府皆爲死物所以後文別無治五藏六府之方專恃一八味丸治五藏六府之病其根皆在此也故曰汝身非汝所有是天地之委形也引莊子語亦與上文不接余所以諄諄必欲明此論者欲世之養身者治病者的以命門爲君主而加意於火之一字養身補火已屬偏見况治病必視其病之所由生而一味補火豈不殺人乎夫既曰立命之門火乃人身之至寶何世之養身者不知保養節欲而日夜戕賊此火不節欲亦非專於戕賊此火倘以斷喪之人一概補陽又爲殺人之術矣

既病矣治病者不知溫養此火而日用寒凉以直滅此火焉望其有生氣耶治法多端原不是專用寒凉亦不是專於補火也經曰主不明則十二官危以此養生則殃戒之戒之余今直指其歸元之路而明示其命門君主之火命門竟指爲君火眞千古之怪論乃水中之火相依而永不相離也永不相離何以有上越之病耶火之有餘緣眞水之不足也毫不敢去火只補水以配火壯水之主以鎮陽光上交俱爲八味作地步又恐遺却六味此處忽然轉出水不足之論邪說害人其苦心亦如此所謂作僞心勞也火之不足因見水之有餘也水有餘之病不知是何形象若是虛寒等證不得爲水之有餘若是水腫等證亦不得專於補火總是欺人之大言殺人之捷徑耳亦不必瀉水就

於水中補火益火之原以消陰翳所謂原與主者皆屬先天無形之妙非曰心爲火而其原在肝腎爲水而其主屬肺蓋心脾腎肝肺皆後天有形之物也須以無形之火配無形之水直探其君主之穴宅而求之是謂同氣相求之理不接斯易以入也所謂知其要者一言而終也若夫風寒暑濕燥火六者入於人身此客氣也非主氣也主氣固客氣不能入六淫未入之先專一用補服八味六味無甚害若六淫既感邪已傷正仍一概用二方則非補主氣反補邪氣矣能不殺人耶且無病之人亦何必服藥既服藥則必視人之氣體如何而後製方亦何得專用二方也今之談醫者徒知客者除之漫不加意於主氣何哉縱有

言固主氣者專以脾胃爲一身之主焉知坤土是離火所生而艮土又屬坎水所生耶命門既是太極何以又屬坎若以坎論則坎水固屬腎而離火又屬心仍不關乎命門矣明乎此不特醫學之淵源有自聖賢道統之傳亦自此不昧將命門爲道統言之自覺無恥耶而所謂一貫也浩然也明德也假如孔子云參乎吾道是火孟子云吾善養吾火大學云在明明火豈不絕倒耶玄牝也空中也太極也同此一火而已太極是一團火有是理耶爲聖賢爲仙爲佛不過克全此火而歸之耳小子之一論闡千古之未明見者愼勿以爲迂仙佛我不能知若全此火即爲聖賢眞乃千古之怪論宜其自稱爲闢千古之未明也○此篇之論專爲盡天下之病皆用八味而設便講出儒釋道三教之合一以見八味之不可不

用此等亂道無一字連貫稍通文理之人見之宜無不知其狂悖即使其醫道果精見此等議論亦并其醫道而疑之乃世之號爲通文理者讀之反以爲真知性命之理因此益信其醫學之精而入味竟不但爲治病之藥實性命之所係一日不可廢者嗚呼吾憐趙氏尤憐讀趙氏之書而崇信之者其愚更勝趙氏百倍也

陽火　金

○ 　土

陰水　木

太極圖中之白圈相傳無二蓋陰陽未判謂之太極今於白圈之中先有黑白二點爲一陰一陽之象然後生出太極來則是易中該云易有兩儀是生太極矣太極圖可改則古聖之書何一不可改乎小人之無忌憚至於此極

繫辭曰易有太極是生兩儀周子懼人之不明而製爲太極圖　無極而太極無極者未分之太極也　惟其未分所以爲太極豈有未分之時爲無極已分之時爲太極太極已分則陰陽矣尚得爲太極耶　太極者已分之陰

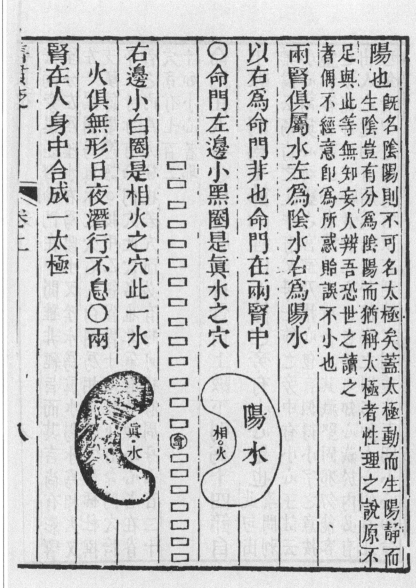

陽也既名陰陽則不可名太極矣蓋太極動而生陽靜而生陰豈有分爲陰陽而猶稱太極者性理之說原不足與此等無知妄人辨吾恐世之讀之者偶不經意卽爲所惑貽誤不小也

兩腎俱屬水左爲陰水右爲陽水

以右爲命門非也命門在兩腎中

○命門左邊小黑圈是眞水之穴

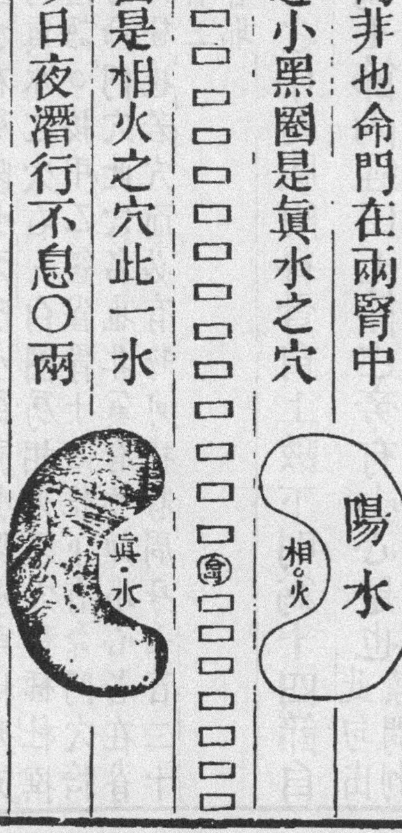

右邊小白圈是相火之穴此一水火俱無形日夜潛行不息○兩腎在人身中合成一太極

云兩旁俱是腎命門在中間雖非經旨而其言尚有影響至分左爲陰水右爲陽水又陰水爲眞水陽水爲相火又左一黑圈爲眞水之穴右一白圈爲相火之穴種種杜撰支離眞屬囈語○按甲乙經脊骨十四椎下有命門穴臍下二寸亦有命門穴此穴名也非眞有物如小心者在脊骨之內爲太極也若穴而必有物可指將周身七百二十穴竟有七百二十如小心者耶

命門在人身之中對臍附脊骨自上數下則爲十四節自下數上則爲七節內經曰七節之旁有小心是也此句出素問刺禁論云鬲肓之上中有父母七節之旁中有小心王註云小心謂眞心神靈之宮室乃指心包言似得小字之意按靈邪客篇論云心者精神之所舍也其藏堅固邪勿能容也故諸邪之在心者皆在心之包絡可知心藏於內必有出入之處別有脂膜結聚於包絡之間形如小心似有此理鍼者中之即有害故在刺禁之列並非表明小心即命

門爲十二經之主也豈可因此刺禁中偶及之語遂以一部内經專爲小心立論而天下之病專治小心則無不愈乎卽晚村亦辨之云曰父母曰小心尊畀自見趙氏單摘此句是欲以小心爲父母之主也恐與經旨不合此晚村一隙之明也

或又問曰如此所言心爲無用之物耶古之聖賢未有不以正心養心盡心爲訓與醫病何干而先生獨外心以言道恐心外之道非至道也余曰子細玩經文自得之矣經曰神明出焉則所係亦重矣豈爲無用哉盍不觀之朝廷乎皇極殿是王者向明出治之所也乾清宫是王者向晦晏息之所也指皇極殿而卽謂之君身可乎蓋元陽君主之所

以爲應事接物之用者皆從心上起經綸故以心爲主至於棲眞養息而爲生生化化之根者獨藏於兩腎之中故尤重於腎其實非腎而亦非心也云元陽爲君身心是皇極殿腎是乾清宮是君身在皇極殿則不在乾清宮在乾清宮則不在皇極殿其理甚彰然則元陽到心則有心火而無腎火到腎則有腎火而無心火有心火之時腎惟一團陰頑之氣有腎火之時心遂爲空空蕩蕩之物向也以命門爲主今又以命門之君主即心之君主心之君主即命門之君主而心與命門皆是空器皆非君主前後背繆眞乃隨口亂道非其人有失心之疾者斷不至如此猖狂也晚村批云此段語甚活太抵呂氏之心先死也

呂氏評曰自評學士開補脾不如補腎之理薛院使因之用八味六味通治各病通治各病四字何等不通病是何物而可通治耶趙氏又

從薛氏發明其要一歸之命門一歸之八味益火二字乃全書之宗旨也其提闡快當親切處有前此所未及者眞立齋之功臣矣薛氏所謂其父殺人報仇其子必且行劫正此之謂也顧病機傳變輾轉相因治法逆從淺深異用趙氏所言皆窮原反本之論撥亂救弊功用甚大各病有各病之本原各病有各病之偏弊若一概用八味一方則正大亂之道矣然以之治敗證則神效敗證亦有補瀉寒熱虛實上下之不同若一概用八味則八味直是起死之金丹矣而以治初病則多疎蓋緣主張太過立言不能無偏遂欲執其一說而盡廢諸法亦不可行也學者識其指歸以明生化斡旋之機又當詳考古今立法相因

異用之故斯爲十全若徒喜其直捷簡易以爲高則鹵莽滅裂夭枉無窮亦非趙氏所以濟世之心也此人直是欺世亦何嘗有濟世之心且彼亦並不料世之盡爲所欺至於如此之貽害彼亦深悔於九原也

陰陽論

陰陽之理變化無窮不可盡述姑舉其要者言之夫言陰陽者或指天地或指氣血或指乾坤此對待之理其實陽統乎陰天包乎地血隨乎氣故聖人作易於乾則曰大哉乾元乃統天於坤則曰至哉坤元乃順承天古人善體易義治血必先理氣血脫益氣故有補血不用四物湯之論

四物湯本爲補血而設謂不（得專用則可謂不用則不可）如血虛發熱立補血湯一方以黃芪一兩爲君當歸四錢爲臣氣藥多而血藥少使陽生陰長又如失血暴甚欲絕者以獨參湯一兩頓煎服純用氣藥斯時也有形之血不能速生幾微之氣所當急固使無形生出有形（血驟脫者氣亦隨之而脫勢極危殆故用補氣之藥以固之使不全脫然後漸用補血之品以塡之生之非謂一時之氣即能生血也即氣固之後仍當大補其血而以氣藥佐之亦非專補氣也）蓋陰陽之要原根於無也故曰無名天地之始（忽引老子語甚覺無謂不倫）生死消長陰陽之常度豈人所能損益哉聖人裁成天地之化輔相天地之宜每寓扶陽抑陰之微權方復而

先憂七日之來未濟而預有衣袽之備血脫之後陰已大虧尚欲抑之必使全然無陰而後已耶且既欲抑之又何必補氣以生之蓋扶陽抑陰又是一義非補氣不補血之謂若云聖人扶氣抑血成何語耶總之此人心理已絕凡所引證皆全然不思隨口亂道本無足責所恨者崇信之人耳防未然而治未病也現在血脫而將死此時救之不暇便欲防其血太盛而成他病耶神農嘗藥按陰陽而分寒熱溫涼辛甘酸苦鹹之辨凡辛甘者屬陽溫熱者屬陽寒涼者屬陰酸苦者屬陰陽主生陰主殺司命者欲人遠殺而就生甘溫者用之辛熱者用之使其躋乎春風生長之域一應苦寒者俱不用神農本草上品藥中寒熱相半內經論司氣勝復宜寒宜熱亦相半歷古以來所傳養生方中寒熱溫涼亦間雜互用此有目所共見乃敢肆然曰

一應苦寒俱不用此眞喪心之語據所云則神農本草宜只載溫熱諸品其餘俱編入毒藥條內禁用可也要之服藥原是治病無病本不必服藥內經云五穀爲養五果爲助五菜爲充毒藥攻邪凡藥用之不當而或太過皆有毒故古人謂人參甘草皆能殺人惟六淫七情有偏勝則以藥救之且內經云寒者熱之熱者寒之溫者清之清者溫之何等明白乃不問病之何因而一概禁寒用熱能不十殺其五耶不特苦寒不用至於凉者亦少用蓋凉者秋氣也萬物逢秋氣不長矣服藥原爲治病而設並非藉以生長氣血也

天上地下陰陽之定位然地之氣每交於上天之氣每交於下故地天爲泰天地爲否聖人參贊天地有轉否爲泰之道如陽氣下陷者用味薄氣輕之品若柴胡升麻之類

舉而揚之使地道左旋而升於九天之上陰氣不降者用感秋氣肅殺而生若瞿麥扁蓄之類抑而降之使天道右旋而入於九地之下此東垣補中益氣湯萬世無窮之利不必降也升清濁自降矣動筆便自相背謬據云地天為泰天地為否則宜乎陽降而陰升矣乃反欲升陽而降陰是欲反泰為否也據云瞿麥扁蓄降濁降陰於九地之下又云不必降也升清而濁自降矣種種背謬總是慣以大言欺人全不思其中義理所以如此須知轉否為泰何等關係而僅以升柴瞿扁當之本無是理且補中益氣湯不過因胃陽因濕下陷以此提出陽分耳不必著此大話頭也

年月日時皆當各分陰陽此其大略也獨甲子運氣內經雖備言之往往不驗當時大撓作甲子即以本年本月本

日本時爲始統紀其數如此未必直推至上古甲子年甲子月日時爲曆元也將千古聖人不易之論竟決然斷定指爲無稽之談爾知上古甲子確是何年何月大撓且不足憑誰爲可憑者耶小人之無忌憚固不足責讀者見此等荒唐而不駭亦有喪心之疾者也

內經特明氣運有如許之與民病亦有如許之別如此讀內經者不可執泥譬如大明統曆選擇已定竟將千古陰陽家言及選擇祿命占候等書一味抹殺翻覺痛快細思之不能不啞然失笑也可信乎不可信乎

陽一而實陰二而虛蓋陰之二從陽一所分故曰秉全體

月有盈虧人之初生純陽無陰賴其母厥陰乳哺而陰始生如此說則小兒止有命門並無左腎直待乳哺足方生出左腎來蓋純陽無陰者謂小兒正當發生之時乘初

陽之氣生氣極旺猶如四時之春陽氣方張不必更助其陽非謂其體中全無陰氣也何得扯合是以男子二八而精始通六十四而精已竭女子二七而經始行四十九而經已絕人身之陰止供三十年之受用可見陽常有餘陰常不足前段要扶陽抑陰此處又要扶陰抑陽總是隨口亂道況縱慾者多節慾者少故自幼至老補陰之功一日不可缺此陰字指陰精而言不是泛言陰血今之四物湯補陰者誤也補血亦有時必用何以必不可補蓋補陰補血補精確是三項事補陰不專指精血而精血則皆屬陰也此段議論專要放出六味來所以作此地步

談陰陽者俱曰氣血是矣詎知火爲陽氣之根水爲陰血

之根易有太極是生兩儀兩儀生四象則五行乃陰陽所分豈有水火反爲陰陽之根者盍觀之天地間日爲火之精故氣隨之月爲水之精故潮隨之然此陰陽水火又同出一根朝朝菓行夜夜復命周流而不息相偶而不離惟其同出一根而不相離也故陰陽又各互爲其根陽根於陰陰根於陽無陽則陰無以生無陰則陽無以化從陽而引陰從陰而引陽各求其屬而窮其根也世人但知氣血爲陰陽而不知水火爲陰陽之根能知水火爲陰陽而誤認心腎爲水火之眞此道之所以不明不行也試觀之天上金木水火土五星見在而日月二曜所

以照臨於天地間者非眞陰眞陽乎內經之論陰陽極爲明白曰陰陽者天地之道也萬物之綱紀變化之父母生殺之本始神明之府也又曰陽化氣陰成形又曰水爲陰火爲陽又曰陰勝則陽病陽勝則陰病又曰陰陽者氣血之男女也左右者陰陽之道路也水火者陰陽之徵兆也陰陽者萬物之能始也故曰陰在內陽之守也陽在外陰之使也其言陰陽也詳而且明故五臟合言之則心肝陽而肺腎陰分言之則五臟各有陰陽惟腎有兩則左屬水而爲陰右屬火而爲陽人之元氣藏於腎中腎之陰陽必宜保護不宜戕賊比諸臟爲尤重何等明白乃幻成眞假無形有形根源太極等語其說愈微妙愈俚鄙荒唐意在欺世實自欺耳人

身心肝脾肺腎五行具存而所以運行五藏六腑之間者何物乎有無形之相火行陽二十五度無形之腎水行陰亦二十五度行陽行陰內經指營衛言辨見前而其根則原於先天太極

之眞此所以爲眞也一屬有形俱爲後天而非眞矣非根矣謂之根如木之根而枝葉所由以生也如此說則入味六味之能補眞陽眞陰竟是補太極矣嗟乎五臟六腑孰非有形之體草根木皮亦孰非有形之物不過氣性各殊借以補偏救弊耳何必過高其論自投魔境乎

旣有眞陰眞陽何謂假陰假陽曰此似是而非多以誤人不可不知如人大熱發燥口渴舌燥非陽證乎余視其面色赤此戴陽也切其脉尺弱而無力寸關豁大而無倫此係陰盛於下逼陽於上假陽之證余以假寒之藥從其性而折之頃刻平矣如人惡寒身不離複衣手足厥冷非陰

證乎余視其面色滯切其脈濇按之細數而有力此係假寒之證寒在皮膚熱在骨髓余以辛涼之劑温而行之一汗而愈此亦有不可汗者凡此皆因眞氣不固故假者得以亂其眞陰盛格陽陽盛格陰此病變之不同何得指爲眞眞氣不固此亦專欲爲用八味地步耳假陽者不足而示之有餘也假陰者有餘而示之不足也此假字又與前眞字不對前所云眞眞者謂先天眞元之氣非後天及諸臟之氣耳此乃以陰盛似陽陽盛似陰之證對眞而言則前所云眞乃指熱爲實熱寒爲實寒也不荒繆之甚乎總之眞字本不通之至一身之中原無所謂假陰假陽也既已識其假矣而無術以投其欲彼亦扞格而不入經曰伏其所主而先其所因其始則同其終則異可使去邪而歸於

正矣

五行論

以火言之有陽火有陰火有水中之火有土中之火有金中之火有木中之火陽火者天上日月之火生於寅而死於酉陰火者燈燭之火生於酉而死於寅此對待之火也水中火者霹靂火也即龍雷之火無形（有雷即有電何謂無形）而有聲不焚草木得雨而益熾見於季春而伏於季秋原夫龍雷之見者以五月一陰生水底冷而天上熱龍爲陽物故隨陽而上升（驚蟄已後龍已漸升何待五月欲遷就己說遂不顧義理如此）冬至一陽來

復故龍亦隨陽下伏然則冬至已前一陽未生水底終日寒冷龍竟日日在天上耶豈非笑談霄亦收聲人身腎中相火亦猶是也平日不能節慾以至命門火衰腎中陰盛不節慾有傷陰者有傷陽者何得專指爲火衰若云陰盛則精脫者必陰虛豈有陰反盛者耶龍火無藏身之位故遊於上而不歸是以上焦煩熱咳嗽等證善治者以溫腎之藥煩熱咳嗽明係陰虛溫腎藥豈可亂投從其性而引之歸原使行秋冬陽伏之令而龍歸大海此至理也奈何今之治陰虛火衰者以黃柏知母爲君而愈寒其腎益速其斃良可悲哉滋陰以治虛火苦寒以治實火此一定之法至庸醫之誤治原非正法也

金中火者凡山中有金銀之礦或五金埋瘞之處夜必有火光此金氣非火光也此金鬱土中而不得越故有光耀發見於外人身皮毛空竅中自覺針刺蚊咬及巔頂如火炎者此肺金氣虛火乘虛而現肺主皮毛故也肺家之火何得專屬皮毛凡咳嗽聲啞面熱氣悶肺痿肺癰吐血消渴種種大證皆是肺火之證而乃遺却何故經曰東方木實因西方金虛也既曰肺火何以又曰肺虛補北方水即所以瀉南方火雖曰治金中之火而通治五行之火無餘蘊矣

金中之水礦中之水銀是也水銀乃未成之金也何得指之爲水在人身爲骨中之髓至精至貴人之寶也木中水者巽木入於坎水

而上出其水即木中之脂膏［巽木入坎水乃是井卦之象豈木中之水耶然則凡井中之水皆木中之脂膏耶欲欺人而又不深思遂亂道如此］人身足下有湧泉穴［湧泉屬腎何以指爲木中之水］肩上有肩井穴此暗水潛行之道凡精液潤布於皮膚之內者［皮膚之內亦非木中之水］皆井泉水也夫水有如許之不同總之歸於大海天地之水以海爲宗人身之水以腎爲源而其所以能晝夜不息者以其有一元之乾爲太極耳［一元之乾爲太極試看此七字有一字連貫否醉生夢死之人談理談性本不足與辨特無恥已極爲可厭耳］此水中之五行也明此水火之五行而土木金可例推矣

中風論

中風之疾愚意謂邪之所湊其氣必虛外感者間而有之

間字當作五百年間出之間當專主虛論不必兼風明明說是

中風乃非但云不盡是風并云不必兼風當時聖人何不竟云純虛之證反將五百年間出之病立為名號使人因名責實竟作風病治誤人不淺耶譬如論中暑病而曰不必兼暑中寒病而曰不必兼寒即有之亦五百年間出之事豈成說話乎蓋真中風則專以風治類中風則病各有因視其所感何因而分別治之何等明白穩當要其意專欲以八味六味二方治此病則不得不先以此病為純虛之證也是何肺腸

河間東垣治中風專治本而不治風可謂至當不易之論

既名中風又專治本而不治風則是本原虛弱之病不是中風矣况劉李之書具在雖各有所偏並無專治本不治風之說豈可誣之

學者必須以陰虛陽虛為主自後醫書雜出使

後學狐疑不決陰虛用六味陽虛用八味自古並無以此二方治中風者何嘗醫書雜出之後始不專用二方耶

或問人有半肢風者必須以左半身屬血右半身屬氣豈復有他說乎曰未必然人身劈中分陰陽水火男子左屬水右屬火女子左屬火右屬水男子半肢風者多患左女子半肢風者多患右即此觀之可見以陰虛爲主左右一定之位何嘗以男女而別蓋左屬陽而右屬陰男陽女陰故病亦分屬然亦非盡如此者若以此爲一定之病則男子患右女子患左者又何說耶

或問曰當此之時小續命湯可用乎曰未必然小續命湯

此仲景金匱要略治冬月直中風寒之的方即麻黃桂枝之變方也此又亂道直中風寒四字已屬不接冬月二字又是增出金匱第五篇載此方於中風歷節條下乃風痺風痱之風與麻黃桂枝治傷寒傷風者何涉其方下註云治中風痱身體不能自收口不能言冒昧不知痛處或拘急不得轉側其間隨六經之形證逐一加減未何等明白曾不一見耶

便可按方統用其全方也中風之證雖亦有各經之移然亦不過有一二現證豈如傷寒之鑿鑿可分者加減法皆後人所揑非金匱原方所有也如太陽無汗於本方中倍麻黃杏仁防風如有汗惡風於本方中倍桂枝芍藥杏仁如陽明無汗身熱不惡風於本方中加石膏無汗不得用白虎何得反用石膏知母甘草有汗身熱不惡風於本方中加葛根有汗不可更發

何得反用葛根桂枝黃芩如太陽無汗身涼於本方中加附子乾薑甘草少陰經中有汗無熱於本方中加桂枝附子甘草凡中風無此四證六經混淆係於少陽厥陰或肢節攣痛或麻木不仁每續命湯八兩加羌活四兩連翹六兩此係六經有餘之表證須從汗解如有便溺阻隔宜三化湯或局方麻仁丸通利之雖然邪之所湊其氣必虛世間內傷者多外感者少間而有之旣云邪之所湊則邪非外感而何此方終不可輕用

考補小續命湯

麻黄 人參 黄芩 白芍 防巳 桂枝 川芎

防風 甘草 附子 杏仁 石膏 當歸

傷寒論

傷寒專祖仲景凡讀仲景書須將傷寒與中寒分爲兩門始易以通曉傷寒從來無人以中寒併爲一病者卽同一傷寒亦有傷風傷寒之不同況本屬兩病耶爲因年久殘缺補遺註釋者又多失次錯誤幸歷代考證者漸明遠陶節菴六書吳綬蘊要二書刊行而傷寒之理始著二書却是自開簡便門戶不足以發明仲景仲景書細讀本自了然也予於至理未暇詳辨先將傷寒中寒逐一辨明庶不使陰陽二證混亂此中

寒其意蓋指直中陰經之傷寒言若雜證之中寒別是一病非傷寒也非直中也乃寒邪太甚入於肌膚血脈或内連臟腑陽氣爲寒氣所束不能和通見種種畏寒等證不依經傳變亦不必盡在冬月此感冒之至重者其法以溫中散寒爲主亦不得槩用辛熱之藥使寒氣與熱氣相爭而無出路則立死矣 夫傷寒治之得其綱領不難也若求之多岐則支離矣先以陽證言之夫既云傷寒則寒邪自外入内而傷之也其入則有淺深次第自表達裏先皮毛次肌肉又次筋骨 傷寒之病不入筋骨腸胃 此其漸入之勢然也若夫風寒之初入必先太陽寒水之經便有惡風惡寒頭痛脊痛之證寒鬱皮毛是謂表證 三陽皆是表證何獨以太陽爲表 若在他經則無此證矣 三陽亦有兼證 脈若浮緊無汗

爲傷寒以麻黃湯發之得汗爲解浮緩有汗爲傷風用桂枝湯散邪汗止爲解（桂枝湯非止汗之藥乃解肌之藥也傷風自汗乃邪汗汗雖出而熱仍不已故用桂枝湯和其營衛仍令微微出汗而解此謂之正汗但不若麻黃之發汗爲稍甚耳若云汗止則桂枝反爲止汗之藥邪風將何從出耶）若無頭疼惡寒脈又不浮此爲表證罷而在中中者何表裏之間也乃陽明少陽之分脈不浮不沉在乎肌肉之間謂皮毛之下也然有二焉若微洪而長即陽明脈也外證鼻乾不眠用葛根湯以解肌脈弦而數少陽脈也其證脇痛耳聾寒熱往來而口苦以小柴胡湯和之蓋陽明少陽不從標本從乎中治也若有一毫惡寒尚

在表雖入中還當兼散邪過此爲邪入裏爲實熱脈不浮不沉沉則按至筋骨之間方是若脈沉實有力外證不惡風寒而反惡熱譫語大渴六七日不大便明其熱入裏而腸胃燥實也輕則大柴胡湯重則三承氣湯大便通而熱愈矣以陰證言之若初起便怕寒手足厥冷或戰慄踡臥不渴兼之腹痛嘔吐泄瀉或口出涎沫面如刀刮不發熱而脈沉遲無力此爲陰證上文說三陽經證此處便當接三陰傳變之證乃不竟其說反以直中陰經之證當之何也　不從陽經傳入熱證治例直中陰經固宜用辛熱之品而陽經傳入三陰之證其間熱極宜凉者固多如上文諸寒證亦復不少即下文理中薑附等湯皆仲景治陽經傳入

陰經之方未嘗爲直中陰經設也更當看外證如何輕則理中湯重則薑附湯四逆湯以温之由此觀之可見傷寒者由皮毛而後入腑臟初雖惡寒發熱而終爲熱證傳入三陰亦非盡熱證矣其人必素有火者自火之人卒遇大寒何嘗無中寒之病中寒者直入臟腑始終惡寒而並無發熱等證其人必無火者無火之人熱邪入裏何嘗無極熱之證若如此則仲景當時著傷寒論不必細細分別祇問其人之素體而寒熱立辨矣豈非讝語耶一則發表攻裏一則温中散寒兩門判然明白何至混雜使人疑誤耶此則以傳經爲陽證直中爲陰證至傳經之三陰證則置而不論豈傳經即直中耶抑三陰宜温之證亦陽證耶蒙混已極

桂枝湯　治太陽經傷風發熱自汗惡風　桂枝　芍藥

甘草　桂枝湯中薑棗爲至要之品成無巳註云以甘緩之以辛散之是也開卷第一方而五味之中遺去二味何耶

葛根湯　赤芍　葛根　葱白　生薑　桂枝　麻黃

甘草　大棗　古時芍藥赤白不分而傷寒方亦從無用赤芍者彼之改白爲赤者蓋俗醫每以白芍爲收斂之品不宜用於疏表之方也然則桂枝湯亦用赤芍耶○葛根湯中並無葱白傷寒論中惟少陰經中白通湯等三四方溫散腎邪用之與陽明無涉也治陽明胃經目痛鼻乾不眠如有惡寒證本方加麻黃　惡風加桂枝　如正陽明腑病不惡寒有汗而渴當用白虎湯正陽陽明腑病是胃家實也承氣湯主之仲景論之甚明若白

虎則治陽明經汗出煩渴之證與腑病迥別此最大關節經文鑿鑿誤治立死矣

小柴胡湯　治少陽膽經耳聾脇痛寒熱往來口苦　柴胡　黃芩　甘草　小柴胡只載三味遺去人參半夏薑棗四味全不成方最爲怪誕蓋小柴胡之得名專以有人參也用大黃則爲大柴胡矣今去人參已失原方之義況并去半夏之辛散以治煩嘔去薑棗之甘辛以和營衛而只此三味何以治少陽諸證耶　此經無出入路不可汗下止有此湯和解之如兼陽明證本方加葛根芍藥如尚有惡寒等證用大柴胡湯　惡寒則病尚在表大黃豈可輕用惟往來寒熱則可用耳　兼表兼下

大柴胡湯　表證未除而裏證又急汗下兼行　柴胡　黃芩　芍藥　半夏　人參　大黃　枳實　大柴胡本無人參偏加入

人参小柴胡原有人参偏去人參變亂古方是何肺腸

白虎湯　治身熱大渴而有汗脈洪大者如無渴者不可用此藥爲大忌倘是陰虛發熱服之者死若五六月暑病者必用此方又當審其虛實　石膏　知母　甘草　人參　竹葉　糯米　此又蒙混之極者白虎湯治陽明外熱之證祇有石膏知母甘草粳米四味至煩渴甚者用白虎加人參湯又是一方至於人參竹葉同用又是竹葉石膏湯中之藥俱不得竟指爲白虎湯也至以糯易粳尤爲不典

小承氣湯　治六七日不大便腹脹滿悶病在太陰無表證汗後不惡寒潮熱狂言而喘者　此又大誤害人者太陰病皆屬寒邪傷寒太陰

全篇無純用寒下之法即有用大黃者亦與桂枝同用謂之温下一用寒凉必斃此第一大關節也乃以此爲太陰之藥豈不誤極蓋小承氣乃陽明正藥正與太陰相反况太陰病豈有汗後潮熱狂言等證眞乃自得狂疾發此狂談也

大黃 厚朴 枳實

大承氣湯 治陽明太陰譫語（太陰無用承氣法辨在前）五六日不大便腹滿煩渴幷少陰舌乾口燥日晡發熱（少陰並無日晡發熱之證日晡發熱者陽明也）脈沉實者

大黃 厚朴 枳實 芒硝

四逆散 治陽氣亢極（此是熱邪漸深至於少陰辨過經絡故用此以宣通之若云陽氣亢極則惟有急下之法四逆諸品何能愈之故成無已云邪在三陽則手足熱在太陰則手足温在少陰則熱漸深手足逆而不温也用四逆散以散傳經之熱此爲正解）血脈不通四肢厥逆在臂脛之

下若陰證則上過乎肘下過乎膝以此爲辨也　柴胡
芍藥　甘草　枳實
仲景傷寒論中諸方字字金科玉律不可增減一字猶之錄六經四子語豈可擅自刪改將杜撰之語亂入耶惟臨病增減未嘗不可因許出入若抄錄古方先爲變易仍指爲某方則大亂之道矣此人凡引錄唐宋諸方皆非原本其方本非聖經姑不置辨乃漢以前諸方歷古無人敢易一字而錯誤如此則後人以譌傳譌全失製方之義爲害不小矣

初病無熱便四肢厥冷或胸腹中滿或嘔吐腹滿痛下利脈細無力此自陰證受寒即眞陰證非從陽經傳來便宜溫之不宜少緩經云發熱惡寒者發於陽也無熱惡寒者

發於陰也治宜四逆湯此又亂道之至者發熱二句傷寒論開卷即載乃指傷風傷寒而言人人皆見何嘗以無熱句爲陰證耶無熱惡寒乃太陽經宜麻黃湯發汗之證四逆湯乃太陰少陰經宜溫裏之證遠隔三四經將治宜四逆湯連屬上文治正相反一投即斃可恨極矣腹滿腹痛皆是陰證只有微甚不同治難一槩腹痛不大便桂枝芍藥湯腹痛甚桂枝大黃湯此又殺人之術也仲景治太陰條中云大實痛者桂枝大黃湯主之此乃傳經熱邪陷入太陰故兼表兼下若以之治直中純寒之證而用大黃則寒邪益陷而下脫其危可立待也若自利腹痛小便清白宜溫中理中四逆看微甚用輕者五積散重者四逆湯無脈者通脈四逆湯使陰退而陽復也

子又有說焉若讀傷寒書而不讀東垣書則內傷不明而

殺人多矣讀東垣書而不讀丹溪書則陰虛不明而殺人多矣讀丹溪書而不讀薛氏書則眞陰眞陽不明而殺人亦多矣此又隨口亂道矣豈有仲景不知內傷東垣不知陰虛之理至眞陰眞陽則尤爲邪說從古無眞陰眞陽之論此乃薛氏自創之邪說已前諸公豈能預料後世有創造邪說之人而先講明之耶蓋仲景論傷寒則說傷寒傷寒中何得以內傷立論東垣論內傷則說內傷內傷中何得以陰虛立論丹溪論陰虛則說陰虛陰虛中何得以眞假立論彼所謂眞者指腎中之陰陽也然謂五臟各有陰陽則可謂腎爲眞餘爲假則不可東垣曰邪之所湊其氣必虛世間內傷者多外感者間而有之此間字當作五百年間出之間甚言其無外感也明明云邪之所湊乃云非外感則邪是何邪湊將安湊耶若五百年間出之間則是干中無一直云內傷中無傷寒可矣何以又入傷寒

條內耶東垣脾胃論與夫內傷外感辨深明飢飽勞逸發熱等證俱是內傷悉類傷寒切戒汗下東垣原指內傷之類傷寒者不可從傷寒治並非指天下之傷寒皆內傷也引書失旨自誤誤人以爲內傷多外感少只須溫補不必發散外感多而內傷少者溫補中少加發散以補中益氣湯一方爲主加減出入如內傷兼傷寒者以本方加麻黃兼傷風者以本方加桂枝兼傷暑者本方加黃連兼傷濕者本方加羌活查東垣脾胃論調中益氣條下並無此等加減法不知出於何書當時方法之亂原自東垣啓其端然尚不至如此之甚總之治病必求其本一病自有一方自然隨手皆效必立一方以治盡天下之病開簡便之路爲下愚立法則必自陷於下愚之境蓋醫者人命所關固至難極重之事原不可令

下愚之人爲之也實萬世無窮之利東垣特發明陽虛發熱之一門也陽虛發熱從來所無經云陽虛生外寒未聞陽虛反發熱者若陽虛外越之證則又是一類正與補中益氣治法相反投升柴即死也然世間眞陰虛而發熱者十之六七亦與傷寒無異傷寒桂枝麻黃二證具在豈有反不論及何哉陰虛發熱而類此者眞怪談也今之人一見發熱則曰傷寒須用發散發散而斃則曰傷寒之法已窮奈何豈知丹溪發明之外尚有不盡之旨乎予嘗於陰虛發熱者見其大熱面赤口渴煩躁與六味地黃大劑一服即愈若係有外邪者服六味未必即死而病必無愈期余見此等誤治而遷延以死者不可勝計所以痛心疾首而批此書若其偶愈者則必其邪氣甚微兼有浮火之人耳如見下部惡

寒足冷上部渴甚躁極或欲飲而反吐即於六味湯中加肉桂五味甚則加附子冷飲下嚥即愈（此陽虛之證附桂原不禁用但或邪氣未盡則熟地五味黃肉俱能留邪爲害也）且舉傷寒口渴一證言之邪熱入於胃府消耗津液故渴恐胃汁乾急下之以存津液其次者但云欲飲水者不可不與不可多與並無治法縱有治者徒知以芩連知柏麥冬五味天花粉甚則石膏知母以止渴此皆有形之水以沃無形之火安能滋腎中之眞陰乎若以六味地黃大劑服之其渴立愈何至傳至少陰而成燥實堅之證乎（口渴宜下有二證一則熱邪在陽明一則熱邪傳少陰下之所以驅邪使出也）

若以熟地黄肉補之斂之安有不死者況六味為腎經滋補之藥當邪火未入少陰之時反引入少陰使邪氣斂藏而無出路從此之後雖小疾亦無愈期而多變證矣近日庸醫凡遇有邪而用此藥者後百藥不效不咎其用六味之害反以為曾用過六味而猶不效真絕證也嗚呼傷哉　既成燥實堅之證仲景不得已而以承氣湯下之此權宜之霸術然諄諄有慮人老弱人之禁故以大柴胡代之八味湯即仲景之方也甚佳附而為六味諄亦可深思而得之乃計不出此而造承氣之劑倘又自知此方之為害造大柴胡代之仍舊不離大黃等峻藥其識訕仲景之愚昧誤人如此嗚呼下愚之無忌憚至於此極真病狂之人本不足與辨所以辨者為天下有一隙之明者亦為所惑而不察也　陶氏以六一順氣湯代之豈以三湯為平易乎代之而愈所喪亦多矣況不愈者十之八九哉又一不知六味者當時

若多用六味地黃飲子大劑服之取效雖緩其益無窮果係傷寒死不旋踵耳況陰虛發熱者小便必少大便必實其上證口渴煩燥與傷寒無異云與傷寒無異則實非傷寒矣前後背謬如此彼之承氣者不過因亢則害下之以承眞陰之氣也眞陰之氣如何承夢話也今直探其眞陰之源而補之如亢旱而甘霖一施土木皆濡頃刻爲清涼世界矣何不可哉況腎水既虛矣復經一下之後萬無可生之理如果腎虛之證則絕不是傷寒仲景從未嘗以承氣治虛勞如係傷寒則仲景當日用承氣亦不一矣竟無一生者耶愼之愼之吾爲此懼故於補天要論中詳言之

合而言之眞知其爲陽虛也則用補中益氣湯陽虛者最懼越上爲害反用升柴以提之乃速之死也東垣製此方爲胃陽下陷而設非泛指陽虛也如此誤解即東垣亦不瞑目於地下矣眞知其爲陽虛直中也則用附子理中湯眞知其爲陰虛也則用六味腎氣湯如有邪不得用眞知其爲陰虛無火也則用八味腎氣湯有邪亦不得用其間有似陰似陽之假證也則用寒因熱用之法從之不可少誤惟以補正爲主不可攻邪正氣得力自然推出寒邪汗出而愈前此泛說不辨邪之有無已覺糊塗此處直云不可攻邪竟不論何經傷寒只將六味八味二方大劑與服使熟地桂附等發汗而愈將仲景當日一片苦心千年奉爲章程者一齊抹却下愚之無忌憚至此而極可悲也夫攻之一字仁人之所惡

也（養奸豢盜仁政然乎）百戰百勝戰之善者也不戰而屈人之兵善之善者也故曰善戰者服上刑（傷哉仲景殺無赦矣）

呂氏曰正氣得力二句灼然妙理與景岳論參看更明自然二字妙甚從東垣補中益氣論來（此等絶滅天理之談獨有會心贊嘆如此其肺腸亦不可問矣）

溫病論

治溫病者將如何予有一法經曰不惡寒而渴者是也不惡寒則知其表無寒邪矣曰渴則知其腎水乾枯矣（溫病非少陰之證且渴者多屬陽明何以知其必腎乾也）蓋緣其人素有火者冬時觸冒寒

氣雖傷而亦不甚惟其有火在內寒亦不能深入所以不即發而寒氣伏藏於肌膚溫是天氣非指人之本體也如此說將無火之人入春便變爲寒病耶是何等人一定生何等病矣自冬至三四月歷時既久火爲寒鬱於中亦久將腎水熬煎枯竭從無外感之邪藏於腎中半年而發者蓋甲木陽木也藉癸水而生腎水既枯至此時強木旺無以爲發生滋潤之本故發熱而渴非有感冒也明明說是冬時觸冒寒氣又云非有感冒何前後矛盾也海藏謂新邪換出舊邪非也換字何等不通若復有所感表又當惡寒矣予以六味地黃滋其水以柴胡辛凉之藥舒其木鬱隨手而應此方活人者多矣柴胡爲少陽疎散之藥加入腎經滋

補藥中將引六味入少陽耶將并柴胡納入少陰耶製方之義已絕彼曾駁人參不可入六味中乃柴胡反可入六味眞喪心之談也　予又因此而推廣之凡久時傷寒者亦是鬱火證既是傷寒何云鬱火若其人無火則爲直中矣有火者變爲溫病無火者便是直中天下竟無傳經正傷寒矣且直中是至險之證豈可泒定無火人必患此耶惟其有火故由皮毛而肌肉而腑臟傷寒無不由皮毛入者豈必有火之人爲然今人皆曰寒耶傳裏寒變爲熱既曰寒耶何故入肉而反爲熱又何爲而能變熱耶不知即是本身之火爲寒所鬱而不得泄一步反歸一步日久則純熱而無寒矣所以用三黃解毒解其火也升麻葛根即火鬱發之也三承氣即土鬱奪之小柴

胡湯木鬱達之也此理甚簡而易只多了傳經六經諸語支離多岐傷寒傳經之說自內經熱論及仲景傷寒論諸書相傳以來數千年守之不變淺學不能全窺少有所誤非殺人即寡效然無有能出範圍者今乃敢肆然以爲無傳經六經等法且譏訕古聖以爲支離多岐此天理絕滅之談原無足辨但恐世之崇信者終無悟日故又不能已於言也凡雜證有發熱者皆有頭疼項強目痛鼻乾脇痛口苦等證何必拘爲傷寒局傷寒方以治之也雜證原不必守定傷寒法但傷寒諸方加減出入雜證所不能外惟六味則斷斷無治雜感之理也余於冬月正傷寒獨麻黃桂枝二方作寒鬱治鬱亦增出其餘但不惡寒者作鬱火治鬱火另是一證非傷寒類也此二語專爲欲用逍遙散而設此不佞之創論也聞之者孰不駭然吐舌及閱

虞天民醫學正傳傷寒篇云有至人傳曰傳經傷寒是鬱
病如此亂道不知是何等至人余一見之不覺竊喜以爲先得我心之
同然及考之內經帝曰人傷於寒而傳爲熱何也岐伯曰
寒氣外凝內鬱之理之理二字何等文理腠理堅緻玄府閉密則氣
不宜通濕氣內結與濕何涉中外相薄寒盛熱生寒極生熱故爲寒盛熱生
使不接故人傷於寒轉而爲熱汗之則愈則外凝內鬱之理
可知鬱此而余以傷寒爲鬱火者不爲無據故特著鬱論
一篇此僞造內經又怪異之極者內經熱論云人之傷於寒也則爲病熱熱雖甚不死其兩感於寒而病者必
不免於死帝曰願聞其狀下文岐伯即以傷寒傳經及兩
感病狀分別言之明白詳悉何嘗有外凝內鬱等語僞造

經文無忌憚已極至云傳而爲熱尤不懂人事蓋傷寒第一日在太陽即已發熱不必傳也故本經名爲熱論今改則字爲傳字彼固不知寒之何以爲熱所以上文造出有火無火等邪說也

鬱病論

內經曰木鬱則達之火鬱則發之土鬱則奪之金鬱則泄之水鬱則折之然調其氣過者折之以其畏也所謂瀉之

內經五法之註乃出自張子和非啓玄舊文故多誤無猶之談隨口而出可怪予既改釋其誤又推廣其義以一法代五法自古從無一法可代幾法者若爾此書何止可代五神而明之法直以六味八味代盡自古以來萬病萬法也屢獲其效故表而書之蓋東方先生木木者生生之氣即

火氣空中之火附於木中木鬱則火亦鬱於木中矣在木中則非空中矣不特此也火鬱則土自鬱土鬱則金鬱而水亦鬱矣然則非五鬱乃一鬱也此五行相因自然之理惟其相因也予以一方治其木鬱則諸鬱皆因而愈一方者何逍遙散是也方中惟柴胡薄荷二味最妙蓋人身之膽木乃甲木少陽之氣何以只是膽不是肝氣尚柔軟象草穿地始出而未伸此時被寒風一鬱何以鬱必由寒風即萎軟抑遏而不能上伸不能上伸則下剋脾土而金水併病矣何以一病必皆病惟得溫風一吹鬱氣即暢達蓋木喜風肝爲風藏最惡者風反云喜風風搖則舒暢若寒風則

畏矣溫風者所謂吹面不寒楊柳風也木之所喜也柴胡薄荷辛而溫者柴胡薄荷正驅風之藥非即風也眞乃亂道惟辛也故能發散溫也故入少陽立方之妙如此甚者方中加左金丸左金丸止黃連吳茱萸二味黃連但治心火吳茱萸氣燥黃連獨非寒藥乎且肝最畏燥者以風爲燥氣又燥能傷血也肝之氣亦燥同氣相求故入肝以平木同氣相求如何反能平之木平則不生心火火不刑金而金能制木不直伐木而佐金以制木此左金之所以得名也此又法之巧者然猶未也一服之後繼用六味地黃加柴胡芍藥服之以滋腎水俾水能生木此處又要生木前後顚倒如此尚生木而

心火又旺，銷鑠肺金，左金又無用矣。其意專爲要用六味，而鬱證則六味斷斷難下，所以立出生木一法來，則六味又爲必用之方。作逍遥散者，風以散之也；地黄飲子者，雨以潤之也。木有不得其天者乎？此法一立，木火之鬱既舒，木不尅脾土，且土亦滋潤，無燥熇之病，金水自相生。予謂一法可通五法者如此。必牽連說下，方可一法代五法，否則又要立一方矣。豈惟是哉！推之大之，千之萬之，其益無窮。凡寒熱往來似瘧非瘧，惡寒惡熱，嘔吐吞酸，嘈雜，胸痛，胠脇痛，小腹脹悶，頭暈盗汗，黄疸，瘟疫，疝氣，飱泄等證，皆對證之方也。一法可代推諸雜病法。而至於傷風、傷寒、傷濕，除直中，凡外感者，俱作鬱看。一法可代傷寒諸法余所謂不但一法可代五法凡天下萬病萬法俱可代者誠然哉誠然哉嗟乎古人治病不但病名之異者各有治法即一病之中亦千頭萬緒種種各别乃竟以一方了之真喪心病狂之人也以逍遙散加減出入無不獲效如小柴胡湯四逆散羌活湯大同小異然不若此方之響應也神而明之變而通之存乎人耳（所謂神明變通者總用六味也）倘一服即愈少頃即發或半日或一日又發發之愈頻愈甚此必屬下寒上熱之假證（變病本無此等似熱實寒之證其所以又轉此語者專為要用八味也）此方不宜復投當改用溫補之劑如陽虛以四君子湯加溫熱藥陰虛者則以六味湯中加溫熱藥甚者尤須寒因熱用少以冷藥從之用熱藥冷探之

海外館藏中醫古籍珍善本輯存（第一編）

妙何嘗
夢見哉

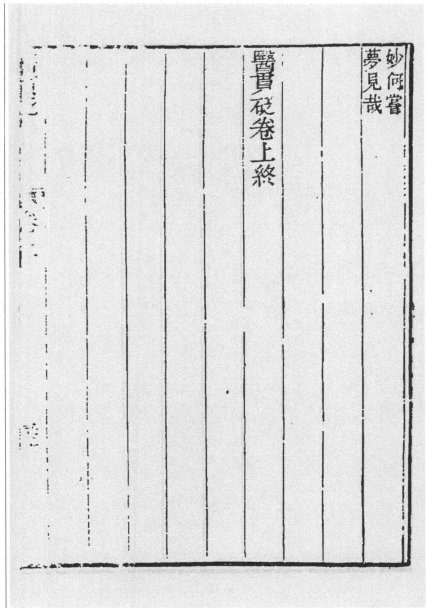

醫貫砭卷上終

證治類卷上終

夢覺耕
少問齋

法不則拒格不入非惟無益而反害之病有微甚治有逆從玄機之士不須予贅

古方逍遙散　柴胡　薄荷　當歸　芍藥　陳皮　甘草　白朮　茯神

呂氏曰六味加柴芍亦立齋法也合逍遙散謂腎肝同治但立齋去芍藥趙氏單用芍藥爲不同（二方同用萬無此理薛氏本庸醫之首經此二人一表章尤悞人無盡矣）

呂氏又曰以加味逍遙散六味丸治鬱自薛長洲始也（邪說之宗）然長洲之法實得之丹溪越鞠之芎藭即逍遙之歸芍

也越鞠之蒼朮即逍遙之白朮也越鞠之神麴即逍遙之陳皮也越鞠之香附即逍遙之柴胡也越鞠之梔子即逍遙之加味也但越鞠峻而逍遙則和矣越鞠燥而逍遙則潤矣此則青出於藍後來居上亦從古作述之大凡如東垣之補中益氣比枳朮萬全無弊矣然豈可謂枳朮之謬而禁不用哉此段議論不但明末庸醫之輩盡見而呂氏之分毫不曉亦和盤托出矣古人治病一病有一病之方一方有一方之藥一藥有一藥之性一藥增損方名即別七情六淫各有專治譬如父子夫婦有天生者有配合者分毫不可假借肉桂不容易以附子黃連何得易以石膏此醫道之所以難也今云此藥即可當某藥倘有人曰某人即我之父也某人即我之夫也人盡以爲亂倫矣爲此說者於古人治病之法立方之義用藥之

醫貫砭卷下

吳江徐靈胎洄溪著　　男　爔鼎和校

論血證

六淫中雖俱能病血其中獨寒氣致病者居多寒氣致病亦間有之偏要以此爲主是何肺腸何也蓋寒傷榮風傷衛自然之理又太陽寒水少陰腎水俱易以感寒一有所感皮毛先入肺主皮毛水冷金寒肺經先受血亦水也故經中之水與血一得寒氣皆凝滯而不行咳嗽帶痰而出問其人必惡寒切其脈必緊視其血中間必有或紫或黑數點此皆寒淫之驗也

以上數證熱極之病何嘗無之一誤則立斃矣醫者不詳審其證便以爲陰虛火動而概用滋陰降火之劑病日深而死日迫矣余嘗用麻黃桂枝湯而愈者數人皆一服微汗而愈蓋汗與血一物也奪血者無汗奪汗者無血此二語出靈樞營衛生會論專爲汗血一類故脫血之人不可再發其汗汗多之人不可再去其血乃反引爲脫血者必要出汗之證其顛倒至於此極而呂氏偏以至理二字贊之癡人說夢深信不疑眞可憐也余讀蘭室秘藏而得此意因備記以廣其傳

麻黃桂枝湯　人參　麥冬　桂枝　當歸　甘草　黃芪　白芍　五味子　此方出東垣蘭室秘藏治吐血門寒鬱爲火而得吐血證者仍從表

散原有此理但亦須有先後次序即使一方之中欲兼顧本原亦須擇其兩不相礙古人曾有合用者用之始不害製方之義乃散者斂者寒者熱者上者下者輕者重者表者裏者燥者潤者一齊并用將使此劑何所適從哉蓋藥味既亂生人固難殺人亦不易服之或不至於死而竟愈亦間有之但古聖立方原有定法最爲嚴謹至唐人專重藥性規矩畧寬然古法仍不甚失至宋末猶有存者自東垣出而法度乃遂蕩然特功夫頗深自成一家推崇已久有言不信惟願天下後世將內經及金匱傷寒等書沉潛參究有得於心自能明辨其是非也

客曰吐血可用辛熱爲扶陽抑陰始聞命矣然復有眞陰眞陽之說可得聞乎曰世之言陰陽氣血盡之矣誰則云然豈知火爲陽氣之根水爲陰血之根乎陰陽屬二氣水火屬五行豈有二氣反根五行者吾所謂水火又非心腎之謂人身五行之外另有一

無形之火無形之水流行於五臟六腑之間〔陰陽二氣內經言之不一謂之氣自然無形謂之水火則有形矣乃又云無形之水火故作玄妙之談以欺世其實只見其支離耳〕惟其無形故人莫知試觀之天日為火之精故氣隨之月為水之精故潮隨之〔日月未嘗無形〕如星家看五行者必以太陽太陰為主然此無形之水火又有一太極為之主宰〔將辛熱之藥補太極恐尚遠涉〕則又微乎微矣此天地之正氣而人得以生者是立命之門謂之元神無形之火謂之元氣無形之水謂之元精寄於兩腎中間故曰〔謬如此亂道〕五臟之中惟腎為真〔餘臟皆假有是理乎〕此真水真火真陰真陽之說也

又問曰眞陰眞陽與血何干乎曰子但知血之爲血而不知血之爲水也人身涕唾津液痰汗便溺皆水也獨血之水隨火而行故其色獨紅腎中之眞水乾則眞火炎血亦隨火而沸騰腎中之眞火衰則眞水盛血亦無附而泛上從未聞有眞水盛而得病者○火無附而升理之所有水亦無附而升非笑談乎水之爲物何必有附也惟水火奠其位而氣血各順布焉故以眞陰眞陽爲要也

薛立齋遇張東谷談命時出中庭吐血一二口云久有此證遇勞卽發余意此勞傷肺氣其血必散視之果然與補中益氣湯加門冬五味山藥熟地茯神遠志服之而愈

呂氏云此證今人必混入歸脾炙看古人分明不苟處勞傷肺氣吐血用歸脾湯間或有之但斷斷不用補中益氣耳況補中益氣湯中門冬五味熟地與升柴同用惟薛氏效法東垣者有之於古人製方之義全失繆種流傳至趙氏等而極眞堪痛心者也或云旣如此不通何以服之有效蓋製方與選藥原屬二道苟其藥不盡與病相反一味合宜卽有小效但藥是而不成方或不能速愈或不能全愈或愈而有弊耳非謂製方無法人參竟不補附子竟不熱也惟急證危證大證奇證緊要關頭而製方有乖則徒有害而無益學者豈可因其有小效而遂奉爲章程耶且安知無陰受其害而不覺者亦安知無明受其害而諱言者

論八味丸

八味丸　治命門火衰不能生土致脾胃虛寒飲食少思大便不實下元衰憊臍腹疼痛夜多漩溺等證　熟地

山藥 山萸 丹皮 茯苓 澤瀉 肉桂 附子 按八味載於仲景金匱要略中凡五見一見於第五篇云治脚氣上入少腹不仁再見於第六篇云虛勞腰痛少腹拘急小便不利者八味腎氣丸主之三見於第十二篇云夫短氣有微飲當從小便去之腎氣丸主之四見於第十三篇云男子消渴小便反多飲一斗小便亦一斗腎氣丸主之五見於第廿二篇云婦人轉胞不得溺但利小便則愈腎氣丸主之觀此五條皆瀉少腹膀胱寒濕之疾爲多蓋腎者水藏凡水病皆歸之故用茯苓澤瀉山藥等利水之藥而腎虛惡燥故又用熟地萸肉等滋斂之藥又水爲寒邪故用附桂等助陽通痹之藥相濟而相成總以通腎氣利小便爲主此八味之正義也詎知趙氏竟以之爲補先天眞火并能補太極之方不但仲景之所不料卽自古造方者亦不料也○又按古法只有乾地黄生地黄並無熟地黄熟地黄乃後人製法以之入滋補下焦藥中頗爲得宜若入湯劑及凉血等藥甚屬不合蓋地黄專取其性凉滑利熟則膩滯不能流行矣況外感未消痰火未除一槩用熟地

爲告尤甚加減不依易老亦不效今人有加人參者人參乃是脾經藥到不得腎經人參不可加柴胡獨可加乎有加黄柏知母者有欲減澤瀉者皆不知立方本意也加知柏不知立方之本意加柴胡獨知立方之本意乎

水火論

坎乾水也氣也即小而井大而海也兌坤水也形也即微而露大而雨也井海之水爲氣雨露之水爲形成何說話一陽陷於二陰爲坎坎以水氣潛行地中坎爲水何以云坎以水氣爲萬物受命根本故曰潤萬物者莫潤乎水一陰上徹於二陽爲兌兌以有形之

水普施於萬物之上（兌澤也如何普施萬物之上）爲資生之利澤故曰說萬物者莫說乎澤明此二水可以悟治火之道矣心火者有形之火也相火者無形之火也無形之火內燥熱而津液枯（然則命門之眞火害人如是耶）以五行有形之兌水制之者權也（兌水是身中何物如何是制之之法）吾身自有上池眞水氣也無形者也以無形之水沃無形之火（無形之水又是身中何物如何是沃之之法一味胡言即彼亦不能自解也）常而可久者也是爲眞水眞火升降旣宜而水火旣濟矣醫家不悟先天太極之眞體（又說到太極更眇茫矣）不窮無形水火之妙用而不能用六味八味之神劑者其於醫理尚

欠大半上文說乾說坤說坎說兌以及有形無形眞水眞火太極眞體何等廣大淵微不知有何等出神入化之治法乃竟不過六味八味二方而八卦太極之道已無不貫串通天徹地學問只要記此二方足矣豈非夢境

六味丸說

六味丸　治腎虛作渴小便淋秘氣壅痰涎頭目眩暈眼花耳聾咽燥舌痛腰腿痿軟等證及腎虛發熱自汗盜汗便血諸血失音水泛爲痰之聖藥水泛爲痰是濕在上焦矣豈熟地萸肉所能治血虛發熱之神劑又治腎陰虛弱津液不降敗濁爲痰豈酸濕所宜或致欬逆萸肉熟地亦非治欬之藥將痰火補住永成勞怯矣又治小便不禁收精氣之虛脫爲養氣滋腎制火導水使機關利而脾土

健實（熟地萸肉豈健脾之品）熟地　萸肉　山藥　丹皮　茯苓

澤瀉

地黃山藥澤瀉皆潤物也此方所補之水無形之水（六味有形之藥何以能補無形之物愈說得高妙愈淺陋矣）物之潤者亦無形（此又亂道之至者何以物之潤者皆無形然則天下有形之物皆極燥者耶）故用之

呂氏曰明薛新甫治陰虛火動用丹溪補陰法不驗者以六味代之立應自此以來爲補陰之神方矣趙氏得力於薛氏醫案而益闡其義觸處旁通外邪雜病無不貫攝（外邪雜病一方治盡稍有知識者決不爲此言）而六味之用始盡然趙氏加減之法

甚嚴又稍異於薛氏高鼓峰嘗詳論兩家加減之法而附以己意呂氏之學實得之高鼓峰高鼓峰則首宗趙氏之人也呂氏因信高之故而信趙天下之人又因信呂氏選時文講性理之故而併信其醫且只記兩方可治盡天下之病愚夫又甚樂從貽害遂至於此極所以罪首禍魁高不能辭而承流揚波呂之造孽更無窮世所刻鼓峰心法高呂醫案等書一派相承辨之不勝其辨知趙氏之謬則餘者自能知之矣以授其門人甚辨今述之左

六味丸薛氏一變而爲滋腎生肝飲用六味減半分兩而加柴胡白术當歸五味合逍遥而去白芍藥加五味合都氣意也柴胡白术自是二藥何以見得必定是逍遥都氣中來而云合也以生肝故去芍藥而留白术甘草以補脾六味方中何以容得補脾藥補脾者生金而

制木也以制爲生相生之法别是一義不得如此講若云白术補脾生金而制木遠隔幾藏則六味補腎即便生肝奈何奈何天地自然之序也又一變而爲人參補氣湯其義愈變化無窮眞游龍戲海之妙去澤瀉而加參芪术歸陳皮甘草五味門冬參芪术陳又如何合得六味夫白术之與六味其化相反焉得合之曰從合生脈來生脈中無白术且何以知其必從此來耶則有自然相通之義借茯苓以合五味異功之妙止一茯苓何以即是異攻用當歸黃芪以合養血之奇其不用澤瀉者蓋爲發熱作渴小便不調則無再竭之理理無再竭便當急生云生脈則非生小便也生脈之所由來旣當生脈異功之可以轉入

也且水生高原氣化能出肺氣將敗故作渴不調此所以急去澤瀉而生金滋水復崇土以生金其苦心可不知哉枉勞苦心又一變而爲加味地黃丸又名抑陰地黃丸陰如何放肆而必欲抑之加生地柴胡五味復等其分愈出愈奇矣柴胡從逍遙來生地從固本來五味仍合都氣一自是一方一藥自是一藥除兩方合併名曰偶方之外絕無可以牽連之道乃必指方中某藥從某方來則六味之中熟地從何方來萸肉從何方來耶其曰耳內痒痛或眼昏痰喘或熱渴便澀而總爲肝腎陰虛則知其陰虛半由火鬱而致也柴胡以疎之鬱火非生地不能凉用五味仍瀉下以補金補金以生水也曰抑陰

非疎不可疎之所以抑之生地涼血便有瀉義瀉之所以抑之也生地又是瀉陰之藥非但前後背謬更是千古怪談又一變而爲九味地黄丸以赤茯苓換白茯苓加川楝子當歸史君子川芎此更怪之怪者史君子治小兒疳蟲疳蟲俱在腸胃之中若同六味入腎將疳蟲已入腎耶又川芎乃升提之品將提六味於何處耶抑欲令川芎亦入腎也盡是直瀉厥陰風木之藥仍是肝腎同治之法緣諸疳必有蟲皆風木之所化肝有可伐之理但伐其子則傷其母故用六味以補其母去澤瀉者腎不宜再洩也趙氏則以爲六味加減法須嚴其善用六味雖薛氏啓其悟端而以上變化槩未透其根底故盡廢而不能用

見其能合當歸柴胡而去芍藥則反用芍藥爲疏肝益腎此則其聰明也乃謂白术與六味水土相反人參脾藥不入腎此二句乃趙氏一隙之明但不知柴胡又何以可合六味耳其論亦高簡嚴密然細參薛氏畢竟趙氏拘淺薛氏諸變法似乎寬活然其實嚴密學者當善悟其妙薛氏諸加減法昏憒已極趙氏之不盡從之亦非必能知其謬也其意蓋以爲六味一方不必多用加減之法而已兼病不治耳然其以薛之加減爲未當不可謂其無一隙之明乃呂氏又不以爲然而轉崇薛氏則其昏憒更甚於趙矣○古人製方之法有上下大小燥濕寒熱緩急補瀉內外升降氣血陰陽輕重奇偶種種不同絲毫不可假借其間亦有並用之法然必其經絡相通雖相反而實相濟又必先聖方中曾有合用者乃可加入否則即爲杜撰其云從某方某方來更屬可笑夫一藥乃萬方所共安見此味必根於

某方如有人作文自註云此也字從某某書來此者字從某文來豈不令人噴飯耶呂氏述其說而稱之我不慨薛氏而慨呂氏矣而以意通之大旨以肝腎為主而旁救脾肺則安頓君相二火不必提起而自然帖伏矣亂道一篇到底是說何病糊塗至此其心殆如糞土矣

八味丸說

君子觀象於坎而知腎中具有水火之道焉夫一陽居於二陰為坎此人生與天地相似也今人入房盛而陽事易舉者陰虛火動也陽事先痿者命門火衰也真水竭則隆冬不寒真火息則盛夏不熱素問調經論云陽虛則外寒陰虛則內熱陽盛生外熱陰

盛生內寒蓋陰陽或偏則畏寒畏熱此之謂病若隆冬不寒盛夏不熱則是陰陽充足之候去天神不遠矣豈反是眞水眞火已竭爲將死之人乎是方也熟地山萸丹皮澤瀉山藥茯苓皆濡潤之品澤瀉茯苓丹皮俱不得爲潤藥所以能壯水之主肉桂附子辛潤之物能於水中補火所以益火之原水火得其養則腎氣復其天矣益火之原以消陰翳即此方也蓋益脾胃熟地萸肉並不能益脾胃而培萬物之母其利溥矣

相火龍雷論

火有人火有相火人火者所謂燎原之火也遇草而焫得木而燔可以濕伏可以水滅可以直折黃連之屬可以制

之相火者龍火也雷火也得濕則焫遇水則燔不知其性而以水折之以濕攻之適足以光焰燭天物窮方止矣識其性者以火逐之則焰灼自消炎光撲滅今人率以黃柏治相火是水滅濕伏龍雷之火愈發矣龍雷之火每當濃陰驟雨之時火焰愈熾或燒燬房屋或擊碎木石其勢誠不可抗惟太陽一照火自消滅此得水則熾得火則滅之一驗也桂附引火歸原引之下達耳是補龍雷之火非滅之也不顧文理專以大言惑愚人耳

陰虛發熱論

世間發熱類傷寒者數種至於勞心好色內傷眞陰眞陰

既傷則陽無所附故亦發熱其人必面赤煩躁口渴引飲骨痛脈數而大或尺數而無力者是也惟丹溪發明補陰之說以四物湯加黃柏知母此用血藥以補血之不足者也世襲相因屢用不效何耶蓋因陰字認不眞誤以血爲陰耳當作腎中之眞陰卽先天也內經曰諸寒之而熱者取之陰諸熱之而寒者取之陽所謂求其屬也王太僕先生註云大寒而盛熱之不熱是無火也大熱而盛寒之不寒是無水也又云倏忽往來時發時止是無火也晝見夜伏夜見晝止時節而動是無水也當求其屬而主之無火

者宜益火之原以消陰翳無水者宜壯水之主以鎮陽光必須六味八味二丸出入增減以補眞陰此又自造王太僕語而誤者諸寒之五句出素問至眞要大論王註言益火之源以消陰翳壯水之主以制陽光故曰求其屬也秖此五句是原文餘俱增出者註之意蓋謂熱病以寒藥治其熱熱宜自退乃熱仍在此不可以驅當於陰分增益其水以配火則陰盛而陽自伏不用瀉而用補所謂壯水之主也寒病以熱藥治其寒寒宜自已乃寒仍在此不可以驅當於陽分增益其火以配水則陽旺而陰自衰亦不用瀉而用補所謂益火之源也何等明白下文即接云但益心之陽寒亦通行強腎之陰熱之猶可明指心爲陽腎爲陰卽經文司天運氣以心爲火腎爲水之說並不指腎中之陰陽也專指腎言已屬不倫又造出無數亂道且接出必須六味八味丸一句似亦是王太僕之言何等荒唐自此說行人竟以益火之源二句鑿鑿指腎經言而六味八味眞屢用屢效王太僕以來不易之神方矣嗚呼豈不冤哉

若有產後及大失血後陰血暴傷必大發熱亦名陰虛發熱此陰字正謂氣血之陰若以涼藥正治立死正所謂象白虎湯證悞服白虎湯必死當此之時偏不用四物湯有形之血不能速化幾希之氣所宜急固須用獨參湯或當歸補血湯使無形生出有形來血脫氣亦脫故急固其氣不使脫盡乃可用大補之劑非始終用參亦非一用參而不必服藥也若云生出非但緩不及事且全失用參之義矣此陽生陰長之妙用不可不知也或問曰子之論則詳矣氣虛血虛均是內傷何以辨之予曰悉乎子之問也蓋陰虛者面必赤無根之火戴於上也若是陽證火入於內面必不赤實熱

之證陽明火旺面固赤腎火上浮面亦赤何云陽證無面赤者其口渴者腎水乾枯引水自救也陽明證口渴最甚但口雖渴而舌必滑脈雖數而尺必無力甚者尺雖洪數而按之必不鼓此爲辨耳雖然若問其人曾服過凉藥脈亦有力而鼓指矣戴復菴云服凉藥而脈反加數者火鬱也宜升虛人敗證總無升法云宜溫則得矣宜補切忌寒凉犯之必死臨證更宜詳辨毫釐之差枉人性命愼哉

咳嗽論

外感風寒而咳嗽者今人率以麻黃枳殼紫蘇之類發散表邪謂從表而入者自表而出如果係形氣病氣俱實者

一汗而愈若形氣病氣稍虛者宜以補脾爲主治嗽正與補脾相反安見有外感咳嗽而用芪朮等藥者而佐以解表之藥補脾中如何容得解表之藥宜立方之盡不通也何以故蓋肺主皮毛惟其虛也故湊理不密風邪易以入之若肺不虛邪何從而入耶然則竟不必問其何因一概大補可耶古人所以製參蘇飲中必有參人參本不爲補脾而設且感證亦非盡用參蘇飲也桂枝湯中有芍藥甘草解表中兼實脾也芍藥甘草並非爲補脾而設傷寒諸家註甚明且桂枝亦非治嗽方也脾實則肺金有養皮毛有衛巳入之邪易以出邪巳在內而補之則補邪矣世有賊未去而堅築墻垣以爲如此則賊易去者非至愚乎當改云巳入之邪終身不出後來之邪無自而入矣若專以解表則肺氣益

虛勝理益疎外邪乘間而來者何時而已耶須以人參黃芪甘草以補脾兼桂枝以驅邪（此亦非咳嗽所宜用之品）此子謂不治肺而治脾虛則補其母之義也（此句不如此解蓋此乃隔二隔三之治以治藏邪久病則然若感冒乃風火之疾能待藏氣相生耶）

仁齋直指云肺出氣也腎納氣也肺為氣之主腎為氣之本凡咳嗽暴重動引百骸自覺氣從臍下逆奔而上者此腎虛不能收氣歸元當以地黃丸安腎丸主之（此亦當問其有邪無邪）毋徒從事於肺此虛則補子之義也（補子未知何出余又有說焉）五行之間惟肺腎二臟母盛而子宮受邪（何以獨此二藏為然且盛

則何以反受邪何則肺主氣肺有熱則氣得熱而上蒸不能下生於腎而腎受邪矣不生則僅不生而已邪從何來腎既受邪則肺益病此又何也蓋母藏子宮子隱母胎凡人肺金之氣夜臥則歸藏於腎水之中今因肺受心火之邪又增出心火來欲下避水中而腎水乾枯有火何以腎又有火無可容之地於是復上而病矣是肺自病耶是邪病耶若是肺病肺氣歸肺不得爲病若是邪病則爾必欲肺之邪藏於腎而後爲不病乎

吐血論

問吐血多起於欬嗽欬嗽血者肺病也方家多以止嗽藥治肺兼治血而不效何也曰諸書雖分咳血嗽血出於肺

咯血唾血出於腎余謂咳嗽咯唾皆出腎蓋腎脈入肺循喉嚨挾舌本其支者從肺出絡心注胸中故二臟相連病則俱病而其根在腎吐血五藏皆有獨肺爲多偏要說皆腎病無肺病講論病源爲濟世而設每語必與古人相戻誠何心也○謂腎病必關於肺則可下焦之血必由咳吐出也謂肺病必關於腎則不可上焦之血不必從腰脊過也其所以專指爲腎者不過欲獨用六味八味嗟乎六味八味兩藥方耳不知與趙氏何恩每病非此不治即使與此病毫無干涉必先將此病牽到腎經然後用此二方其或斷斷不可牽者則以眞陰眞陽太極概之夫陰陽太極則處處可假借者於是二方不可須臾離矣故吾謂醫貫者亡明之妖書也

褚氏遺書津液論云天地定位水位乎中人肖天地亦有水焉在上爲痰在下爲水遺書云在下爲精今改爲水與上文亦有水焉句如何接上伏皮爲

血從毛竅中出爲汗可見痰也水也血也一物也此又失褚氏之意者諸氏明人身上下皆有水並非謂四者即一物也其動輒誣古人如此血之帶痰而出者乃腎水挾相火炎上也既是一物則指爲痰帶痰而出亦可耶惟六味地黃丸獨補腎水如有咳嗽等疾及肺氣未清者亦禁用無此等則未嘗不可用也性不寒涼不損脾胃久服則水升火降而愈又須用人參救肺肺氣上逆咳嗽者禁用補胃藥收功使金能生水蓋滋其上原也

喘論

經云諸喘皆屬於上又云諸逆衝上皆屬於火故河間叙喘病在於熱條下華佗云肺氣盛爲喘活人書云氣有餘

則喘後世集證類方不過遵此而已獨王海藏辨云氣盛當作氣衰有餘當認作不足肺氣果盛與有餘則清肅下行豈復爲喘以其火入於肺炎爍眞陰衰與不足而爲喘焉盛衰二字誤解不得經云邪氣盛則實精氣奪則虛故凡言盛者皆指邪氣凡言虛者皆指精氣然盛虛有二種有外感及別藏之氣來乘而盛者有本經之氣血結聚而盛者有外感及別藏之邪消伐而虛者有本經之氣血衰少而虛者病情不同治法亦異嗟乎盛衰二字極淺極易而醫者聚訟紛紜千古夢夢可勝長嘆所言盛與有餘者非肺之氣也肺中之火也此何勞辨即如腎有餘豈指精多肝有餘豈指血多耶至言肺中之火又屬一偏六淫之氣皆爲有餘何但火哉海藏之辨超出前人發千古之精奧惜乎起其端未竟其火之所由來愚謂火

之有餘水之不足也此專爲要用六味然外來之火不必盡水之不足也陽之有餘陰之不足也凡諸逆衝上之火皆下焦衝任相火出於肝腎者也故曰衝逆腎水虛衰相火偏勝壯火食氣銷鑠肺金烏得而不喘焉內經云腎者主水主臥與喘也喘何嘗不屬腎舍此明證反引支離之說愈無頭腦但喘雖屬腎而因各不同治法亦異非六味一方所能盡耳須用六味地黃加門冬五味大劑煎飲以壯水之主如上焦未清痰涎湧結服此非惟不能下達且氣逆涎升終無愈期矣則水升火降而喘自定矣蓋緣陰水虛故有火有火則有痰有痰則咳嗽咳嗽之甚則喘謂凡喘證只此陰虛一病六味一方豈不孟浪當與前陰虛相火論參看

喉咽痛論

喉與咽乃一身之緊關橐籥也經曰足少陰所生病者口渴舌乾咽腫上氣嗌乾及痛素問云邪客於足少陰之絡令人咽痛不可納食又曰足少陰之絡循喉嚨通舌本凡喉痛者皆少陰之病（此又亂道靈素手足太陰足厥陰少陽足陽明手少陽少陰諸經皆有喉咽之證今皆抹殺專指爲腎經之疾然後可獨用六味八味眞苦心也）但有寒熱虛實之分少陰之火如奔馬逆衝到咽喉緊鎖處氣鬱結而不得舒故或腫或痛也其證必內熱口乾面赤痰涎湧上其尺脈必數而無力蓋緣腎水虧損（亦有實火者）相火無制而然須用

六味地黃門冬五味大劑作湯服之〔喉痛之挾風火者十居八九即以滋膩酸斂之藥投之百不一生如辛酉壬戌之間咽喉痛者十人而五不但服溫燥之藥者立斃即清凉之藥而少加重濁者尚且不救余治以百數皆以辛寒清淡疎散之藥不失一人若依此方無一活者矣〕又有色慾過度元陽虧損無根之火遊行無制客於咽喉者須八味腎氣丸〔若遇陽明有火者不立斃乎〕大劑煎湯氷冷與飲使引火歸原庶幾可救此論陰虛咽痛治法如此正諸氏所謂上病療下也人之喉咽如曲突曲突火炎若以水自上灌下突爆裂矣〔如曲突之火已熾炎及屋宇安得不以水沃乎〕惟竈牀下以盆水映之上炎即熄此上病療下之一驗也

有急喉痺者其聲如鼾痰如拽鋸此爲肺絶之候此乃氣上脫之證宜入類中風條非急喉痺急喉痺乃風火之證耳不得誤引且果係喉痺人參薑汁豈不立殆耶速宜人參膏用薑汁竹瀝放開服如未得膏先煎獨參湯救之服早十全七八次則十全四五遲則不救

眼目論

經曰五臟六腑之精皆上注於目而爲之精腎藏精故治目者以腎爲主旣明說爲之精則卽眼之精矣明明說五臟六腑之精則五臟六腑各有精矣若指腎藏精之精卽是此精將目中之脂膏盡在腎中耶目雖肝之竅子母相生腎肝同一治也併肝腎爲一總要專用六味一方耳

又有陽虛不能抗陰者若因飲食失節勞役過度脾胃虛弱下陷於腎肝濁陰不能下降清陽不能上升天明則日月不明邪害空竅令人耳目不明夫五臟六腑之精皆稟受於脾土而上貫於目此精字乃飲食所化之精非天一之元精也內經明云五臟六腑之精皆上注於目而爲之精又云目者五臟六腑之精也營衛魂魄之所常營也神氣之所生也其鑿鑿如此偏要說是脾土飲食所化之精反經背道巳極至稟受脾土二句又是假造經文

用東垣益氣聰明湯

張子和云目不因火則不病白輪病赤火乘肺也肉輪赤腫火乘脾也黑水神光被翳火乘肝與腎也赤脈貫目火

自甚也能治火者一句可了（亦一偏之見六淫之邪皆能傷目也）但子和一味寒涼治火余獨補水以配火亦一句可了（若係邪火豈補水所能化）至於六淫七情錯雜諸證詳倪仲賢原機啓微此書甚好而薛立齋又爲之參補深明壯水之主益火之原甚有益於治目者也（若係六淫則壯水之六味益火之八味何可用耶）

口瘡論

口瘡上焦實熱中焦虛寒下焦陰火（中焦何以必定虛寒豈無脾胃實火者下焦何以必定陰火豈無虛寒而逼陽於上者）各經傳變所致當分別而治之如發熱作渴飲冷此實熱也輕則用補中益氣（實熱反用升補）重則

用六君子湯實熱而至發熱作渴反用參术橘半是何肺腸飲食少思大便不實
此中氣虛也亦有邪火作瀉者用人參理中湯大熱大補之藥用於口瘡之證其不
變爲危險者亦鮮矣手足逆冷肚腹作痛此中氣虛寒用附子理中
湯此是口瘡兼證或是口瘡本證兼證者因口瘡誤治釀成此等敗證也本證者本有虛寒之證遇火而成瘡也
此則不治瘡而治本不可以此爲治口瘡之方也且口瘡治法多端豈寒熱虛實四字所能盡晡熱內熱
不時而熱此血虛也用八物加丹皮五味麥冬發熱豈宜用五味
發熱作渴唾痰小便頻數此腎水虛也用八味丸作渴吐痰何得
用八味且小便數亦不盡屬虛寒也日晡發熱或從少腹起陰虛也用四物
參术五味麥冬不應用加減八味丸口瘡而日晡發熱則屬陽明矣以下兩方

皆不合且四物湯加入參术雜亂無章非治口瘡之法又不應而忽改作八味丸則是以人試藥矣○按不應二字出之薛氏醫案薛氏治病每云某病余投某藥不應又改某藥又不應乃曰然則非此病矣又換某藥數十劑而愈如此極多明明是以藥試病矣幸而天命未絕能待換方而愈豈無不應之時不及換方而死且再換一方仍不應而致死者豈少哉蓋能鑒審爲何病猶恐藥力不至不能有功況全然相反以藥試之耶醫案俚鄙庸陋遊移恍惚至薛而極後人猶奉爲模範何愚之甚也

或問虛寒何以能生口瘡而反用附子理中耶蓋因胃虛穀少則所勝者腎水之氣寒亦何必腎水之氣或因他藏或因本藏上盛則下虛上熱則下寒無一定也逆而承之反爲寒中脾胃衰虛之火被迫炎上作爲口瘡經曰歲金不及炎火乃行復則寒雨暴至陰厥乃格陽反上行民病口瘡是也故用

參术甘草補其土薑附散其寒既成瘡則火已凝結不先散解降納而惟峻補助火安有不危者乎則火得所助接引而退舍矣

消渴論

消渴之疾余有一說焉人之水火得其平氣血得其養何消之有其間攝養失宜水火偏勝津液枯槁以致龍雷之火上炎熬煎既久腸胃合消五臟乾燥令人四肢瘦削精神倦怠故治消之法無分上中下先治腎爲急內經云心移熱於肺傳爲鬲消大腸移熱於胃善食而瘦謂之食亦則上中二消明明是心與大腸之火與腎無干反盡從腎治耶況腎火上衝之證往往不甚渴即渴亦不能多飲蓋腎中之火既上則下焦之陽衰陽衰則陰盛水爲陰屬故不能多飲

也凡辨陰火實火之法俱視此奈何欲用二方遂不及詳察耶惟六味八味及加減八味丸隨證而服降其心火滋其腎水則渴自止矣

或問曰下消無水用六味丸以滋少陰腎水矣又加附子肉桂者何蓋因命門火衰不能蒸腐水穀水穀之氣不能薰蒸上潤乎肺如釜底無薪鍋蓋乾燥故渴至於肺亦無所禀不能四布水精並行五經其所飲之水未經火化直入膀胱正謂飲一升溺一升飲一斗溺一斗此是下消之證與肺又無涉試嘗其味甘而不鹹可知矣故用桂附之辛熱壯其少陰之火竈底加薪枯籠蒸溽稿禾得雨生意維新惟明者

知之昧者鮮不以爲迂也昔漢武帝病渴張仲景爲處此方仲景是漢獻帝時人與武帝相去二百餘年明明可考乃造出此語何耶趙氏所談無往非夢而此則又夢之最不經者至聖玄關今猶可想八味丸誠良方也瘡疽痊後及將痊口渴甚者舌黃堅硬者及未患先渴或心煩燥渴小便頻數或白濁陰痿飲食少思肌膚消瘦及腿腫腳軟口齒生瘡服之無不效經云諸痛癢瘡皆屬於火又云水液渾濁皆屬於熱況經大洩膿血之後陰血大傷作渴煩躁孤陽欲越乃反以辛熱逐水之藥速之死譬何深也

氣虛中滿論

中滿者證與鼓脹水腫無異何故屬之氣虛請得明言之

否曰氣虛者腎中之火氣虛也如此該腎自病矣中滿者中空似鼓虛滿而非實滿也大略皆脾腎兩虛所致故治腫者先以脾土爲主須補中益氣湯或六君子湯溫補之水未去而補之則補其水矣俾脾土旺則能散精於肺通調水道下輸膀胱水精四布五經並行矣或者疑謂喘脹水滿而又加純補之劑恐益脹滿必須補藥中加行氣利水之品方妙此說深似得病情終非大方家體治病而講體統無恥已甚蓋肺氣既虛不可復行其氣腎水已衰不可復利其水利邪水正所以衛正水猶之驅邪氣正所以保正氣豈幷腎精而亦利之耶純補之劑初時似覺不快過時藥力得

行漸有條理矣

至於補腎以治腫其說雖明蓋禹之治水行其所無事也若一事疏鑿則失之矣當時禹亦何嘗不濬川鑿河哉據爾云必須補腎則禹當日祇日益水之源可矣今人之治腎水者牽牛大戟粗工之小智正禹之所惡也間有用五苓五皮者以為中正亦轉利轉虛腎氣愈衰而愈不能推送矣故須用補腎經曰腎開竅於二陰腎氣化則二陰通二陰閉則胃䐜脹故曰腎者胃之關關門不利故水聚而從其類也可知要利關門不是要補關門也引來却正與爾相左又曰腎主下焦三焦者決瀆之官水道出焉可知以決膀胱為主

胱者州都之官津液藏焉必待三焦之火化始能出也改內經文氣化二字爲火化意在八味也孰知換此一字其弊遂百出乎經曰三焦病者氣滿小腹光堅不得小便溢則水畱而爲脹曰溢曰水畱尚專於用補耶惟張仲景製金匱腎氣丸補而不滯通而不泄誠治腫之神方薛立齋屢用屢效詳載醫案余依其案試之甚驗故詳著焉世有患此幸無誕之乎

金匱腎氣丸　白茯苓　附子　牛膝　肉桂　澤瀉　一

車前子　山藥　山萸　丹皮　熟地

中滿之病原於腎中之火氣虛不能行水此方內八味丸

爲主以補腎中之火八味爲利水之劑說見前山藥茯苓澤瀉俱制土驅濕之藥而水爲陰類故以附子溫之肉桂通之惟生地萸肉爲能滋潤以保腎陰然初起猶不即用須略加通利之後始用之而效此仲景製方之義也知腎氣丸爲治水之藥即可知非全補真陽太極之藥若以此方治盡天下之病則是舉天下之病皆以治水腫之法治之矣思之能不自笑耶則三焦有所稟命浩然之氣塞乎天地不必作如此大帽子腎氣不虛而能行水矣內有附子肉桂辛熱之品熱則流通又火能生土土實而能制水矣又有牛膝車前二味最爲切當方見金匱要略故名金匱腎氣丸金匱並無車前牛膝乃後人所加亦後人所名也又有一等純是陰虛者下一純字專爲要用六味而病情又失矣其證腹大臍

腫腰痛兩足先腫小水短澀喘嗽有痰不得臥甚至頭面皆腫或面赤口渴但其人飲食知味大便反燥醫見形腫氣喘水證標本之疾雜用利水之藥而益甚不知陰虛三焦之火旺與衝脈之屬火者同逆而上由是水從火溢水火不能相合豈有水反從火溢者即有之亦宜引火逆下不得用純陰藥也上積於肺而嗽甚則為喘呼不能臥散聚於陰絡而為跗腫隨五臟之虛者入而聚之為五臟之脹皆相火泛濫其水而生病也五臟之脹皆屬於火從無此論。腫脹用八味圓是正治用六味則無此理矣蓋水勢橫逆得純陰之品則陰氣益旺且無辛芳之藥則水道必不能開但或遇陰虛之人則用藥忌太燥熱耳此人治病六味八味不可缺一此論用八味而遺六味則眞陰又無著落所以幻出陰虛一種則六味仍不可缺六味有知亦感此周旋之德否以六味地黃加麥冬五味大劑服之滋之不足尚欲斂之不殺不休親試有驗故錄

噎膈論

內經曰三陽結謂之膈三陽者大腸小腸膀胱也太陽爲三陽陽明爲二陽少陽爲一陽此處三陽舊註指手太陽小腸足太陽膀胱言乃增出大腸來蓋誤以三陽爲三陽經也結結熱也大腸主津小腸主液大腸熱結則津涸小腸熱結則液燥膀胱爲州都之官津液藏焉膀胱熱結則津液竭然而三陽何以致結熱皆腎之病也然則內經何以不云少陰結謂之膈蓋腎主五液又腎主大小便腎與膀胱爲一臟一腑腎水

既乾陽火偏盛熬煎津液三陽熱結則前後閉澀下既不通必反干上直犯清道上冲吸門喉咽所以噎食不下也何爲水飲可入食物難下蓋食入於陰長氣於陽豈有食未下咽之時陽氣已長之理乎反引動胃口之火故難入水者陰類也同氣相投故可入水自然比食易下不必過嵩其說若胸中有痰飲者則食易下而水反難下矣口吐白沫者所飲之水沸而上騰也既同氣相投何以又沸糞如羊矢者食入者少渣滓消盡腸亦乾小而不寬大也本係腸枯非因食少王太僕云食入即出是無水也食久反出是無火也無水者壯水之主無火者益火之原王太僕只有寒之不寒是無水也數語今改作治翻胃法

以湊上六味八味二方我想其作僞之心不知如何詭秘也直須以六味地黃丸料大劑煎飲久服可挽於十中之一二又須絕嗜慾遠房幃薄滋味可也若曰溫胃胃本不寒何以必定無寒若曰補胃胃本不虛此則又亂道矣爾論病必曰邪之所湊其氣必虛何獨此純虛之證反曰不虛耶若曰開鬱香燥之品開鬱亦不必專用香燥適以助火局方發揮已有明訓河間劉氏下以承氣鹹寒損胃津液愈竭無如補陰此證多痰涎凝閉當補陰者絕少焰光自滅

夢遺幷精滑論

治以腎肝為主經曰陰陽之要陽密乃固陽強不能密陰

氣乃絕陰平陽秘精神乃治陰陽離決精氣乃絕夫所謂陽强者乃肝腎所寄之相火强也所謂陰絕者乃腎中所藏之眞陰絕也腎爲陰主藏精肝爲陽主疏泄惟此處疏泄不係肝也是故腎之陰虛則精不藏肝之陽强則火不秘明明是腎中相火偏要說是肝火凡肝火動者必上升而易怒今人每入房之時必火升而大怒耶以不秘之火加臨不藏之精有不夢夢卽泄矣薛立齋專用六味地黃以補腎而治夢遺屢效縱有相火水能滋木水升而木火自息矣倘有脾胃不足濕熱下流者以前丸爲主煎服補中益氣湯以升提之此又怪異之極者濕熱如何提得且旣已有濕又屬脾胃亦何可用六味也

醫貫砭　卷下　三十二

論補中益氣湯

補中益氣湯　黄芪　當歸　人參　炙甘草　陳皮

升麻　柴胡　白术

或問曰古今稱補中益氣湯爲萬世無窮之利其義云何曰此發前人所未發繼仲景不偏河間而立意義深遠也世人一見發熱便以爲外感風寒暑濕之邪非發散邪從何出又不能灼見風寒暑濕對證施治乃通用解表之劑雜然並進因致斃者多矣東垣深痛其害創立此方以爲邪之所湊其氣必虛內傷者多外感者間或有之辨在前立此方以治

內傷而兼外感者何等平常必云天下竟無外感之病則亂道矣此人每舉一方必要說此方能治盡天下之病不必更用別方是何等肺腸縱有外邪亦是乘虛而入但補其中益其氣而邪自退不必攻邪將歷占治病之方一齊删却攻則虛者愈虛而危亡隨其後矣攻邪不是攻正何以虛者愈虛倘有外感而內傷不甚者即於本方中酌加對證之藥而外邪自退所謂仁義之師無敵於天下也仁義之師亦非竟不用兵刃也

或問曰余見先生動輒以先天後天立論余攷之易中先天後天之圖乾南坤北離東坎西等卦位於醫中甚無所合而先生屢言之不已其義云何曰怪乎子之問也余所

謂先天者指一點無形之火氣也以火氣爲先天其玄妙如此後天者指有形之體自藏府及血肉皮膚與夫涕唾津液皆是也既曰先天此時天尚未生何况有乾南坤北八卦對待之圖乎先天在天未生之前却不知到在人腹中專恃八味養之豈非夢境曰然則伏羲此圖何爲而設也余曰此非先天之圖乃中天八卦之圖亙古無中天之圖造出此名以遷就自已亂道此等直是無人心者天位乎上地位乎下日出乎東水源乎西以水對日亦是怪論風雨在天上山雷在地下人與萬物位乎中予嘗見誰不見邵子排列如此有先天八卦數其當今所用者止一文王後天圖誰用此出乎震齊乎巽相見

乎離致役乎坤悅言乎兌戰乎乾勞乎坎成乎艮以春秋晝夜十二時相配因以定陰陽決生死推而天文地理星相醫卜無一不以此圖爲則至於先天者無形可見前圖何以無形可見後天圖之有形可見在何處種種欺人胡說即易中帝出乎震之帝神也者妙萬物而爲言之神是也此二句卻是文王後天圖之語又與上文先天圖說不合帝與神即予先天要論中所稱眞君眞主本係無形何以反出在後天圖說內不得巳而強立此名以爲主宰先天之體以爲流行後天之用東垣先生獨會其宗而以補中益氣方中用柴胡升麻者正以升發先天之氣於脾土之中先天之氣前要用六

味八味則云在腎中此要用補中益氣則云在脾土中況先天之氣立於天尚未生之前獨升麻柴胡足以左之右之眞乾坤在手之神技也眞萬世無窮之利余所以諄諄爲言也若飲食失節寒温不適脾胃乃傷喜怒憂恐損耗元氣脾胃氣衰元氣不足而火獨盛火者陰火也起於下焦元氣之賊也壯火食氣少火生氣火與元氣不兩立必要將火滅盡元氣方存豈非胡說一勝則一負脾胃氣虛則下流肝腎名曰重强何以虛則反下流且流去是何物內經重强二字亦不如此講經云脾脈太過則令人四肢不舉其不及則令人九竅不通名曰重强此乃指脾之病脈言脈病則五臟皆不和順也何嘗指下流肝腎耶陰火得乘其土位故脾證始得則氣高而喘身熱而煩脈洪大而頭痛或渴不

止其皮膚不任風寒而生寒熱（又雜外感之證）蓋脾胃之氣下流使穀氣不得升浮是春生之令不行（句句不連貫皆學舌語也）則無陽以護其營衛（衛即衛身之陽氣也如何反要脾胃之氣爲衛）遂不任風寒而生寒熱此皆脾胃之氣不足所致也

傷寒發熱拂拂如羽毛之熱熱在皮毛（三陽俱有壯熱之證若陽明則熱在肌膚爲尤劇如何皆只微熱）內傷者肌體壯熱捫之烙手（內傷雖熱總不如外感之甚如何反以爲極熱）右手氣口脈大於左手人迎三倍（此又亂道脈大三倍是關格之脈危證矣豈內傷乎）其氣口脈急大而數時一代而濇（代脈亦是危證安得內傷即現此脈且脈亦不可泒定也）濇是肺之本脈代是氣不相接乃脾胃

不足之脈大是洪大洪大而數乃心脈刑肺急是弦急乃肝木挾心火克肺金也其右關脈屬脾比五脈獨大而數數中時顯一代此不甚勞役是飲食不時寒温失所又何以鑿鑿派定如此胃脈損弱隱而不見惟内顯脾脈如此以上語語不接說内傷肺又俱說肺金受尅絶無頭緒若外傷則人迎脈大於氣口也

或問曰丹溪云東南之人陽氣易以升不可服補中益氣湯當今江以南之人果盡不當服乎曰東南指人之臟腑而言也何不云東南之臟不可服補中益氣湯耶然則肺腎謂之西北人矣作此語者其臟腑殆無人氣其人上盛者必下虛其腎氣大虛矣急須填補北方先天

之元氣爲要總而言之先天後天不得截然兩分上焦元氣不足者下陷於腎中也（元氣本不在上焦卽使上焦亦有元氣如何陷入腎中）當取之至陰之下下焦眞陰不足者飛越於上部也（陰氣如何能飛越）焉可不引而歸原耶（引陰歸原從未前聞）是以補中益氣湯與腎氣丸並用（卽前怪法）朝服補陽暮服補陰互相培養

傷飲食論

大凡元氣完固之人多食不傷過時不飢若夫先因本氣不足致令飲食有傷矣尅削之藥一用飲食雖消但脾旣已受傷而復經此一翻消化愈虛其虛明後日食復不化

猶謂前藥已效藥力欠多湯丸並進展轉相害羸瘦日增良可悲哉消化之藥原不教人長服也余痛此弊因申言之凡太平丸保和丸肥兒丸之類其名雖美俱不敢用蓋名之美者其藥必惡然則陷胸抵當等名皆大補之劑而天真大造等方皆傷生之藥耶故以美名加之以欺人耳目非大方家可用也古人立此名專爲欺人而設不知古人與後世何讐欲騙人入其个中耶大方家以其名之美不可用然則大方家所用皆惡名之方耶夫有醫術有醫道術可暫行一時道可流傳千古道中無術術中無道瀉藥是術補藥是道一時之人不妨瀉千古之人必須補不知其心何若而能作此不通之談有古方有今方有聖方有俗方余以爲今人不及古人不敢自立一方六味八味二方已足

用原不必更立方也若脾胃惟東垣爲聖選而用之以調中益氣補中益氣二方出入增減眞知其寒物傷也本方中加熱藥如薑桂之類熱物傷也加黃連之類眞知有肉食傷也加山查數粒酒食傷也加葛花一味隨證調理二方誠有用處然謂必要二方加減則怪談矣此東垣之法方士之繩墨也然以寒治熱而熱不去以熱治寒而寒不除奈何經曰寒之不寒是無水也熱之不熱是無火也壯水之主益火之原此東垣之未及也治脾胃原不專講寒熱蓋飲食勞倦所謂不內外因與壯水益火何涉蓋一時偶不及說到六味八味忽然記起遂著此二語耳如有食塡太陰名曰食厥者上部有脈下部無

脈不吐則死此語出難經謂上部有脈下部無脈者若其人有吐病則不死蓋吐則氣逆上湧所以下部暫時無脈吐定之後氣平而脈自復非謂無脈之人必令其吐也又並非指食厥而言況食厥證又未必下部無脈者句句皆誤急以鹽湯探吐其物即愈如有食積腸腹絞痛手不可按者不得不下食未消化如何即下審知其爲寒積必用巴豆感應丸何不用八味加下藥審知其爲熱積必用大黃承氣湯何不用六味加下藥下之不當死生立判慎之哉

人身水火原自均平偏者病也火偏多者補水配火不必去火水偏多者補火配水不必去水凡人身水火有虛實二種實火者外來之邪火與臟腑偏盛之火也虛火者陰氣衰少而火覺有餘也惟水亦然若陰氣並未虧而外來實火及臟中浮火自

脏亦補陰以配之將配到幾千百分而後平此耶宜其治傷寒陽明壯熱等疾皆用六味也譬之天平此重即彼輕一邊重者只補足輕之一邊決不鑿去馬子盡馬子一定之數今人欲瀉水降火者鑿馬子者也據爾亦知馬子一定若一頭物重必要增馬子耶

或曰正當胸膈飽悶之時數日粒米不下陳皮枳殼木香烏藥日夜吞咽尚且不通復可補乎曰此正因初先不知補益擅用發散尅伐太過虛痞之病也經曰下文經語皆是自造無忌憚已極想彼料天下人斷無看內經者故耳下焦虛乏中焦痞滿欲治其虛則中滿愈甚欲消其痞則下焦愈乏庸醫值此難以措手疏

啓其中峻補其下少用則邪壅於上多用則峻補於下所謂塞因塞用者也善用者能以人參一兩或七八錢少加升麻一錢（反用升提且二味亦不成方）大劑一服即愈此內經之妙用（內經何嘗有此方）不可不知也

中暑傷暑論

中暑者面垢自汗口燥悶倒昏不知人背冷手足微冷或吐或瀉或喘或滿是也當是時切勿便與冷水或卧冷地如行路暍死者即置日中熱地上以小便溺熱土上取熱土罨病人臍上急以二氣丹同蘇合香丸湯調灌下如無

二氣丹研蒜水灌之亦可蓋中傷暑毒外陽內陰諸暑藥多用暖劑如大順散之用薑桂枇杷葉散之用丁香蒜亦辛熱之物又蒜氣臭烈能通諸竅也中暑用熱又是暑中之一證千不得一或因好凉太過或其人本屬虛極或因暑邪入中汗出太過陽越於外古方仍有用辛熱者然必審其沉寒之脈證全具方可一用乃以爲暑證盡然則殺人如麻矣此人凡論一病必以此病中之極少者立論眞可恨也

傷暑而苦頭痛發躁惡熱捫之肌膚大熱必大渴引飲汗大泄齒燥無氣以動乃爲暑傷氣蒼术白虎主之有暑而無濕者蒼术亦不可用若人元氣不足用前藥不應惟清暑益氣湯或補中益氣湯爲當自汗多而氣上反用升柴熱氣未清反用參术與爾何仇必欲殺之大抵夏

月陽氣浮於外（爾亦知陽浮何以用升柴也）陰氣伏於內若人飲食勞倦內傷中氣或酷暑勞役外傷陽氣者多患之法當調補元氣為主（暑氣未清而補即補暑矣夏月服補而卒死者我見亦多矣皆此等邪說殺之也）而佐以解暑若陰寒之證用大順散桂附大辛熱之藥此內經舍時從證之良法（內經何嘗有此議論）不可不知

清暑益氣湯　黃芪　蒼术　升麻　人參　白术
陳皮　神麯　澤瀉　甘草　黃柏　葛根　青皮
當歸　麥冬　五味（雜出不倫古人製方之義至此而盡醫道之一厄也）

白虎湯　石膏　知母　甘草　人參　糯米（此是白虎加人參湯）

不得祇名白虎湯此方是暑月熱病發熱之正方白虎湯仲景治傷寒汗後裏熱等證加人參名人參白虎湯治汗後表解大渴之證金匱亦借以治太陽中暍之證乃隨手錄一方而有數誤焉非治暑正方一也以白虎加人參湯指爲白虎湯二也以粳米改糯米三也以爲祇夏月可用餘月不可用四也其每動必誤如此

濕論

東垣曰治濕不利小便非其治也又曰在下者引而竭之聖人之言雖布在方策其不盡者可以意求耳夫濕淫從外而入裏若用淡滲之劑是降之又降乃復益其陰而重竭其陽利濕如何是益陰竭陽豈濕氣是陽耶則陽氣愈消而精神愈短矣

是陰重强陽重衰反助其邪之謂也濕而利之是助何邪故用升陽風藥即瘥以羌活獨活柴胡升麻各一錢水煎熱服四味風藥亦不成方大法云濕淫所勝助風以平之又假造內經經云濕淫所勝平以苦熱佐以酸辛以苦燥之以淡泄之正上文淡滲利水之義乃揑出此怪語是何肺腸又曰下者舉之下者舉之為正氣下陷則提之非欲舉濕也得陽氣升騰而愈矣又曰客者除之是因曲而為之直也利水即是除客反要提在上焦將何以除之耶曲直二字亦糊塗夫聖人之法可以類推是舉一而知百也有脚氣類傷寒者發熱惡寒必脚脛間腫痛俱從濕治脚氣大段因濕為多熱治法亦不一也有濕熱發黃者當從鬱治凡濕熱之物不鬱則不黃禁用

茵陳五苓散茵陳五苓治濕之正方也凡古人相傳治病正方猶之飢者之食五穀一定不易其以肴蔬下之則加減法也或米或麥之不同則審用法也更或五果五菜之單食則變通法也若謂古方不可用則猶云凡飢者禁食五穀服者十不一生也嗟乎是尚得爲人言哉凡見用茵陳五苓散者十不一生仲景殺過幾人當用逍遙散方見鬱論

予一日患陰丸一个腫如鴨卵發熱以濕熱證治之不效細思之數日前從定海小船回有濕布風帆在坐下比上岸始覺以意逆之此感寒濕在腎丸也乃用六味地黃加柴胡吳萸肉桂各一錢獨活五分知其爲濕仍必用六味又必柴胡此理莫解至服此而病倖愈者蓋一時輕疾得柴萸肉桂一服熱退再獨活等辛散之藥自然六味不能爲害耳

服腫消後有患偏墜者此方多效

瘧論

或問曰經云夏傷於暑秋必病瘧前人雖備言之旨殊未暢盡明示諸曰不發於夏而發於秋此亢則害承乃制子來救母之義內經瘧論言之甚詳不容再贅一語偏要扯出六節氣位亢害承制之論以欺人又全然不曉其義豈不汗顏蓋暑令當權君火用事肺金必受傷越火位之下水氣承之腎水為肺之子因母受火傷子來承之如此則瘧乃肺病而寒熱則心腎交戰之病也亂道無理一至於此以制火救母於是水火相戰陰陽交爭大勝則大復小勝則小復此陰陽勝復之常理

瘧之所由作也然而有病有不病者蓋邪之所湊其氣必虚故其人元氣不固者暑邪得以承之所以治瘧以扶元氣爲主瘧邪方熾如何扶元且爾所謂扶元必是六味助了腎水以滅君火火氣從此大敗其人遂終冷不熱奈何奈何

發在夏至後處暑前者此三陽受病傷之淺者近而暴也發在處暑後冬至前者此三陰受病陰陽受病之故內經言之甚悉何着以時之前後分陰陽傷之重者遠而深也

至於陰虚者其寒熱亦與正瘧無異而陰瘧中又有眞陰眞陽之分先傚六味八味地步人所不知經曰晝見夜伏夜見晝止

按時而發是無水也晝見夜伏夜見晝止倏忽往來時止時作是無火也（又假造經文以寒熱準肯皆是無水不準者皆是無火豈非亂道）無水者壯水之主以鎮陽光六味湯主之無火者益火之原以消陰翳八味湯主之（二方豈是治寒熱之藥非但作書者可厭即辨者亦可厭矣）世患久瘧而不愈者非瘧不可愈乃治之不如法也丹溪云夜發者邪入陰分宜用血藥引出陽分當歸川芎紅花生地黄柏治之亦未及眞陰眞陽之至理徧攷諸書瘧論並未能露其意（天下之病盡用六味八味千古只有爾獨得之秘非但治瘧無人能得此意也）且余嘗試有神驗故特表而出焉

痢疾論

世有瘧後痢者亦有痢後瘧者夫既爲瘧後發洩已盡必無暑熱之毒復爲痢疾瘧邪未清中氣復虛邪從內陷此正暑毒陷入臟腑之疾最爲險證也此是元氣下陷脾氣不能升舉似痢非痢也非痢將指爲何病既爲痢後下多則亡血氣又隨痢散陰陽兩虛陽虛則惡寒陰虛則惡熱故寒熱交戰似瘧非瘧也雖係氣血兩虛既復寒熱交爭則是邪仍向外仲景傷寒論中凡陰病轉陽皆易愈之候此乃痢轉爲瘧病屬可治若不指爲瘧竟作陰虛陽虛論則久病壞證死期將至亦非補中益氣所能愈也則俱作虛論俱用補中益氣加溫補其病自愈細閱此書何必嘵嘵著成數卷只兩言括之曰陰虛用六味陽虛用八味足矣讀者

亦不必紛帙只記二方而千聖之妙訣已傳濟世之良法已盡所以天下庸醫一見此書無不狂喜以爲天下有如此簡易之捷徑根讀之猶曉也殺人之法從此徧天下矣嗟乎無源亂道何地無之原不足與辨因晚村輩力爲崇奉而流毒遂無盡故作書者之罪小而表章者之罪大也

醫貫砭卷下終

仲景方書類

傷寒圖説

〔日〕原元麟　著　寛政十二年刻本

傷寒論圖說題言

吾刀圭家之有書論也自素難而不啻汗牛充棟乃醇而備者莫若長沙氏之論尤得其法長沙所詮指證處方或錯或綜本末相符圖之論度其臆說者不可及已余已讀長沙之論有年于此嘗竊求其義譬如八卦之說夫病有陽有陰其在八卦是為兩儀兩儀已剖而生四象又

有八卦太陽之病有脉初全虛浮既而浮中兼緊若帶緊此其病所由以變其乃少陽少陰相合併雜糅之類猶八卦相敷衍錯綜爲變遂到六十四病之變證莫一不似乎此卷前是余已著傷寒經正義若干卷近又就論中圖有可圖以爲之譜收諸帙篋自便觀覽豈敢謂傳示學者乎雖然世或有長名門古族爲不譜有譜儀而

擧已祖先茫乎曾不省焉係胃氣無不
亦可笑乎則今圖以具示療之所相因
此或一道耳
寬政十年戊午春二月花朝日原元麟
書於吾堂

書林[illegible]

[illegible]

[illegible]

[illegible]

[illegible]

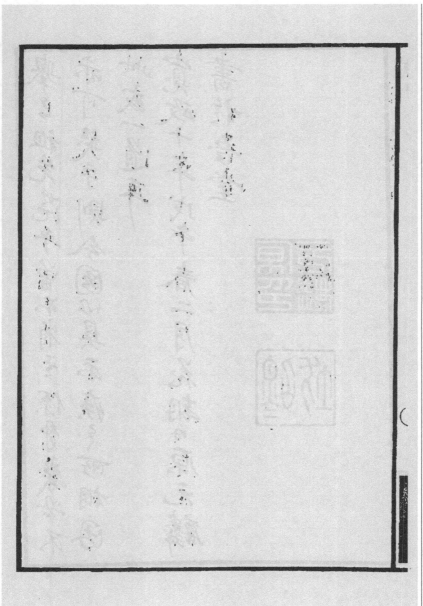

傷寒圖說目次

附錄

類證異方

傷寒論圖說

東都　吾堂原元麟子振著

夫中風傷寒本自有陰陽。有陰陽斯有兩道。陽道為熱。名為中風。陰道為寒。名曰傷寒。熱發于表。寒發于裏。故陽道延為裏熱。陰道延為裏寒。裏熱宜瀉。裏寒宜溫。萬病多端不出寒熱。萬方無量不過溫冷。是以陰陽兩道者。乃傷寒家之第一議諦也。此所著之圖說者。　和華之諸注家。所未嘗通曉。乃雖出予之新意。然非敢謾為之說。實長沙氏立論之本旨也。讀傷寒論者。就此圖能求其義。思過半矣。至其施之于事。則豈特止于此哉。

圖言　一

風寒陰陽两道圖

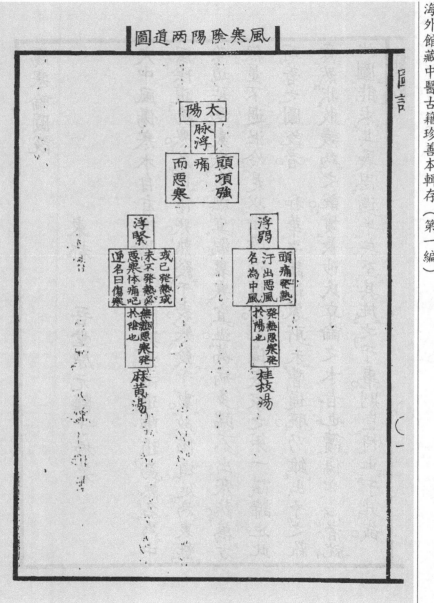

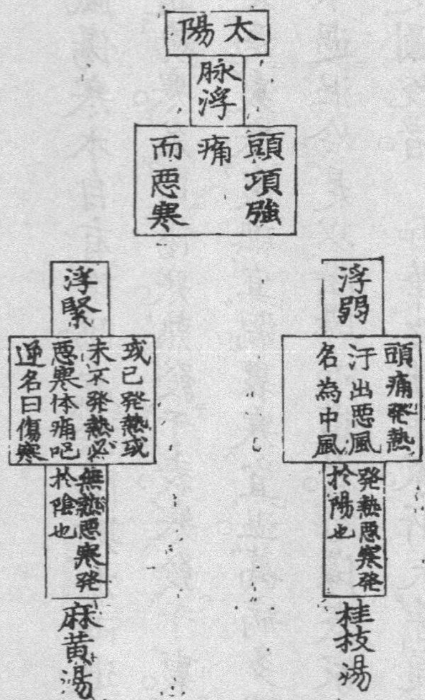
太陽
脉浮
頭項強痛而惡寒
浮弱
頭痛發熱汗出惡風名為中風
發熱惡寒發於陽也
桂枝湯
浮緊
或已發熱或未發熱必惡寒体痛嘔逆名曰傷寒
無熱惡寒發於陰也
麻黃湯

右圖乃太陽始受病两道相分為中風傷寒之初候也脉浮頭項強痛而惡寒者乃病在太陽肌表之分之總脉總證也而脉浮弱發熱汗出惡風是太陽中風桂枝湯之主證是為陽道若脉浮緊無汗惡寒體痛則太陽傷寒麻黃湯之主證是為陰道而其两道岐而分而證者具後

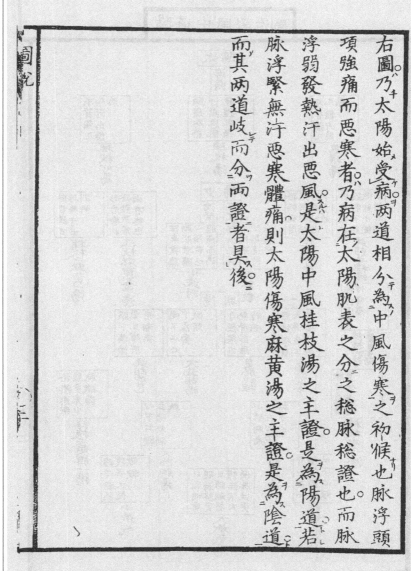

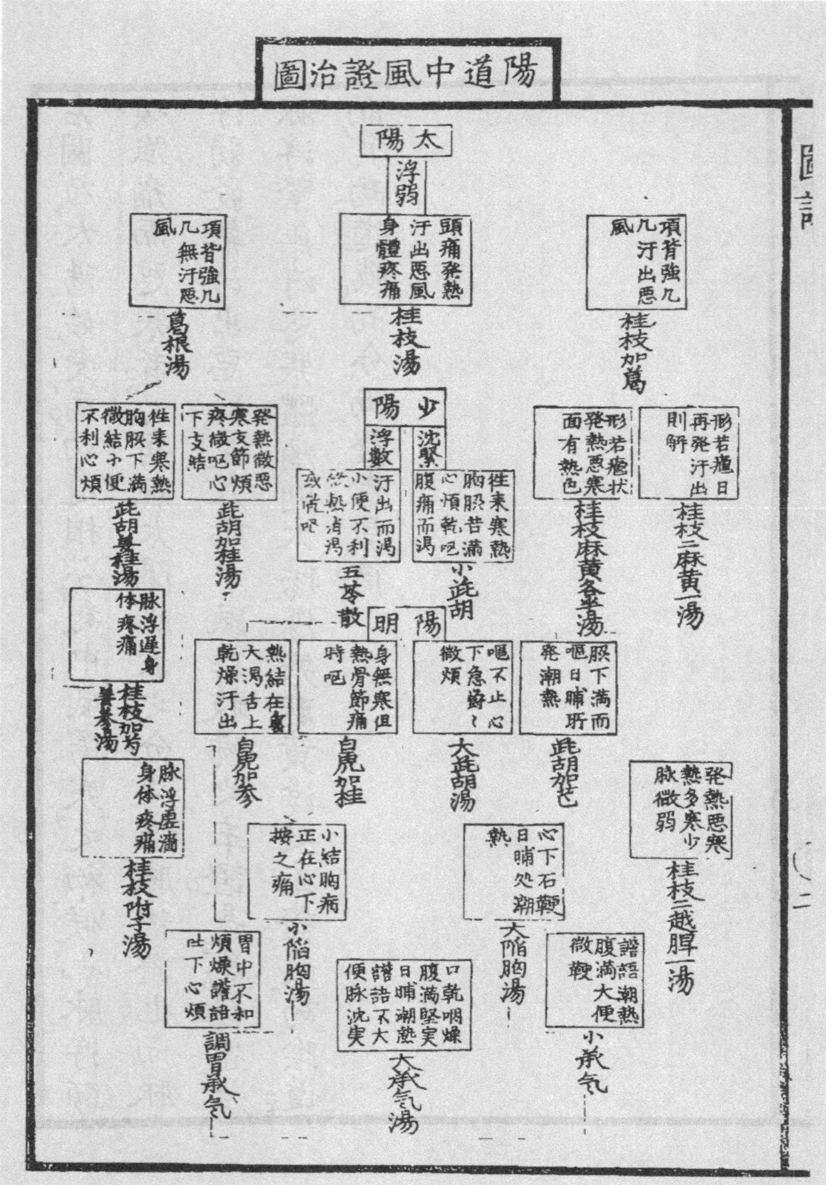
陽道中風證治圖
太陽
浮弱
頭痛發熱汗出惡風身體疼痛
桂枝湯
項背強几几無汗惡風
葛根湯
項背強几几汗出惡風
桂枝加葛
少陽
浮數
沈緊
往來寒熱胸脇苦滿心煩乾嘔腹痛而渴
小柴胡
汗出而渴小便不利欲飲消渴或乾嘔
五苓散
發熱微惡寒支節煩疼微嘔心下支結
柴胡加桂湯
往來寒熱胸脇下滿微結小便不利心煩
柴胡姜桂湯
形若瘧狀發熱惡寒面有熱色
桂枝麻黃各半湯
形若瘧日再發汗出則解
桂枝二麻黃一湯
脉浮遲身体疼痛
桂枝加芍藥人參湯
陽明
熱結在裏大渴舌上乾燥汗出
白虎加參
身無寒但熱骨節痛時嘔
白虎加桂
嘔不止心下急鬱鬱微煩
大柴胡湯
胸下滿而嘔日晡所發潮熱
柴胡加芒
脉浮虛濇身体疼痛
桂枝附子湯
發熱惡寒熱多寒少脉微弱
桂枝二越婢一湯
小結胸病正在心下按之痛
小陷胸湯
心下石鞕日晡処潮熱
大陷胸湯
胃中不和煩燥譫語吐下心煩
調胃承氣
口乾咽燥腹滿堅実日晡潮熱譫語不大便脉沈実
大承氣湯
譫語潮熱腹滿大便微鞕
小承氣

右圖乃陽道之終始。自太陽初受病。延至于陽明之條理也。凡太陽脉浮弱。乃桂枝湯之所主。若與之不解。則或入于少陽。或入于陽明。其入于少陽。亦有二條。其一沈緊。一浮數。自柴胡證而漸入于陽明。自五苓散證而遂入于陽明。此二證徐々而進。又有直入于胃。而不始繫于少陽者。或有自葛根湯證而入者。此二證尤為險證。而其進極遽。一派有自葛根湯證而波及于陰部者。又一派有桂枝加葛根證波及于陰位者。此兩派遂不成胃實。而雖其為證各異。然其為熱乃一也。是之謂陽道證治之法。若其誤下發汗背法而變成諸證者。別出圖說。當相照而考之。

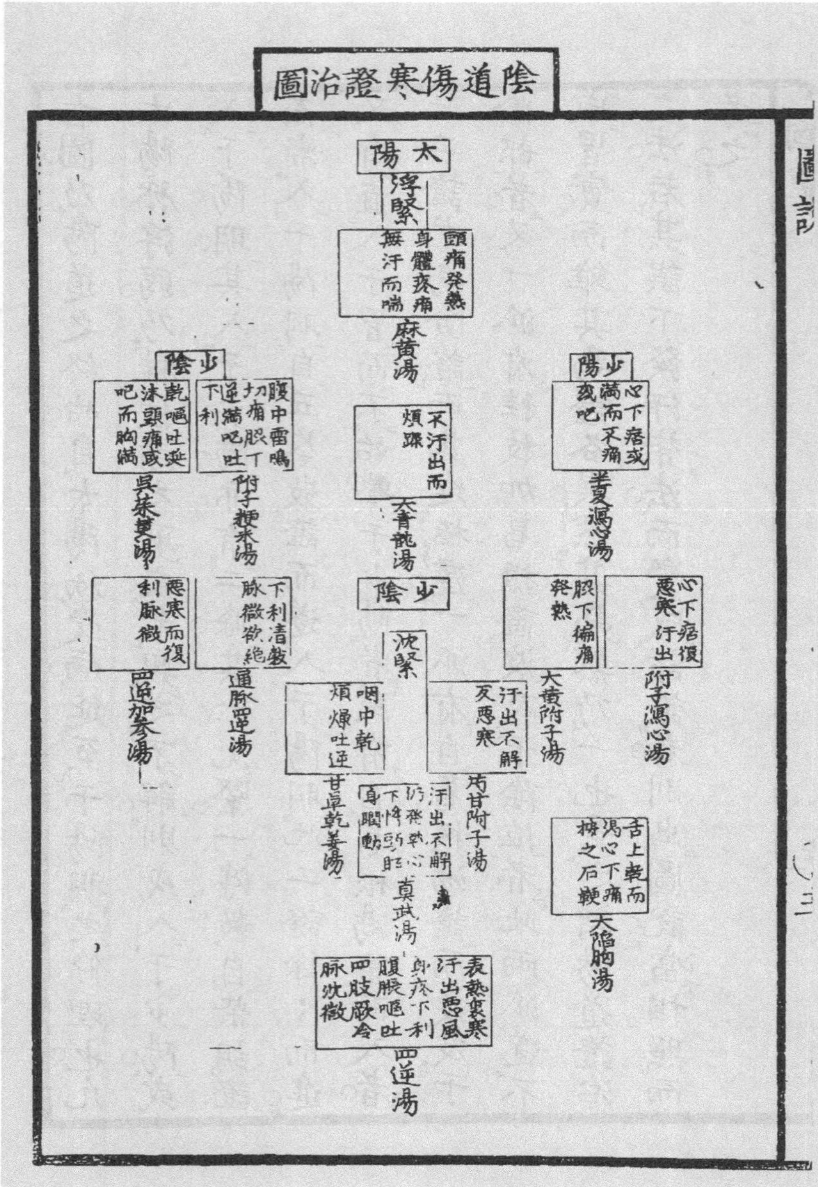
陰道傷寒證治圖
太陽
浮緊
頭痛發熱
身體疼痛
無汗而喘
麻黄湯
不汗出而
煩躁
大青龍湯
少陽
心下痞或
滿而不痛
或吐
半夏瀉心湯
心下痞復
惡寒汗出
附子瀉心湯
脇下偏痛
發熱
大黄附子湯
舌上乾而
渴心下痛
按之石鞕
大陷胸湯
少陰
腹中雷鳴
切痛脇下
逆滿嘔吐
下利
附子粳米湯
乾嘔吐涎
沫頭痛或
吧而胸滿
吳茱萸湯
下利清穀
脉微欲絶
通脉四逆湯
惡寒而復
利脉微
四逆加參湯
少陰
沈緊
汗出不解
反惡寒
芍甘附子湯
咽中乾
煩燥吐逆
甘草乾姜湯
汗出不解
仍發熱心
下悸頭眩
身瞤動
真武湯
表熱裏寒
汗出惡風
身疼下利
腹脹嘔吐
四肢厥冷
脉沈微
四逆湯

右圖陰道之終始自太陽初受病延至于少陰之條理也凡太陽脉浮緊乃麻黄之所之若與之不解則大青龍湯證成若不解則直入于少陰其脉必沈緊其支別有為畜水證者皆是虛寒之候也別有傍徑自大青龍湯證轉屬于少陽此證遂入于陽明而為實是為寒實其證各異然其為寒乃一也是之謂陰道證治之法且夫傷寒之為毒特非中風之比故犯逆誤治則恠證蜂起遂至不起是為壞證救之方法乃係諸厥陰而其證治紛紛遂無有一定故此缺其圖說

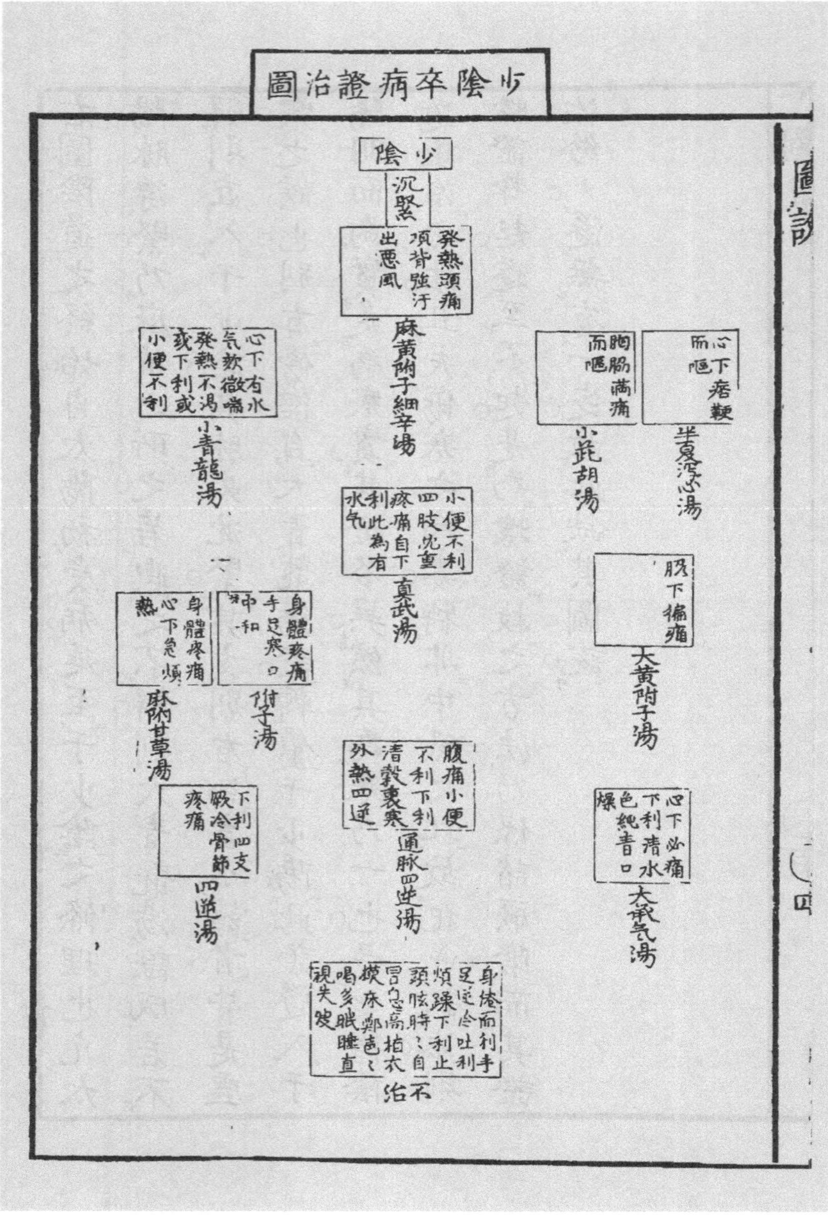
少陰卒病證治圖
少陰
沉緊
發熱頭痛項背強汗出惡風
麻黃附子細辛湯
心下有水氣欬微喘發熱不渴或下利或小便不利
小青龍湯
心下痞鞕而嘔
半夏瀉心湯
胸脇滿痛而嘔
小柴胡湯
小便不利四肢沈重疼痛自下利此為有水氣
真武湯
脇下偏痛
大黃附子湯
身體疼痛手足寒口中和
附子湯
身體疼痛心下急煩熱
麻附甘草湯
腹痛小便不利下利清穀裏寒外熱四逆
通脈四逆湯
下利四支厥冷骨節疼痛
四逆湯
心下必痛下利清水色純青口燥
大承氣湯
身倦而利手足逆冷吐利煩躁下利止頭眩時時自冒息高揹衣摸床鄭聲喝多眼睛直視失溲
不治

右圖乃邪氣直侵陰位之證治也此證中風傷寒之别種而相並為鼎足者故其初淂病也有發熱頭痛之表證頗髣髴于桂麻二湯之證爲然而其脉必沈緊也脉已沈緊則不為太陽病是真陰卒病之形證也其發也陽緩而陰急非遽救其急則津液内竭遂至于不可救故其直行始于麻黄附子細辛湯終于四逆湯其分而左者以身體疼痛為主分而右者以心下痞鞕為主別有小青龍一證以心下有水氣為主兼有表裏證即麻黄附子細辛湯之輕證也此二方宜視真陰初候之輕重而投之方也於兹乎卒病之證治可謂大備爲然而真陰之為病其證甚迅速故失一瞬之機則見其人於北邙矣宜慮諸其初

三陽合病證治圖

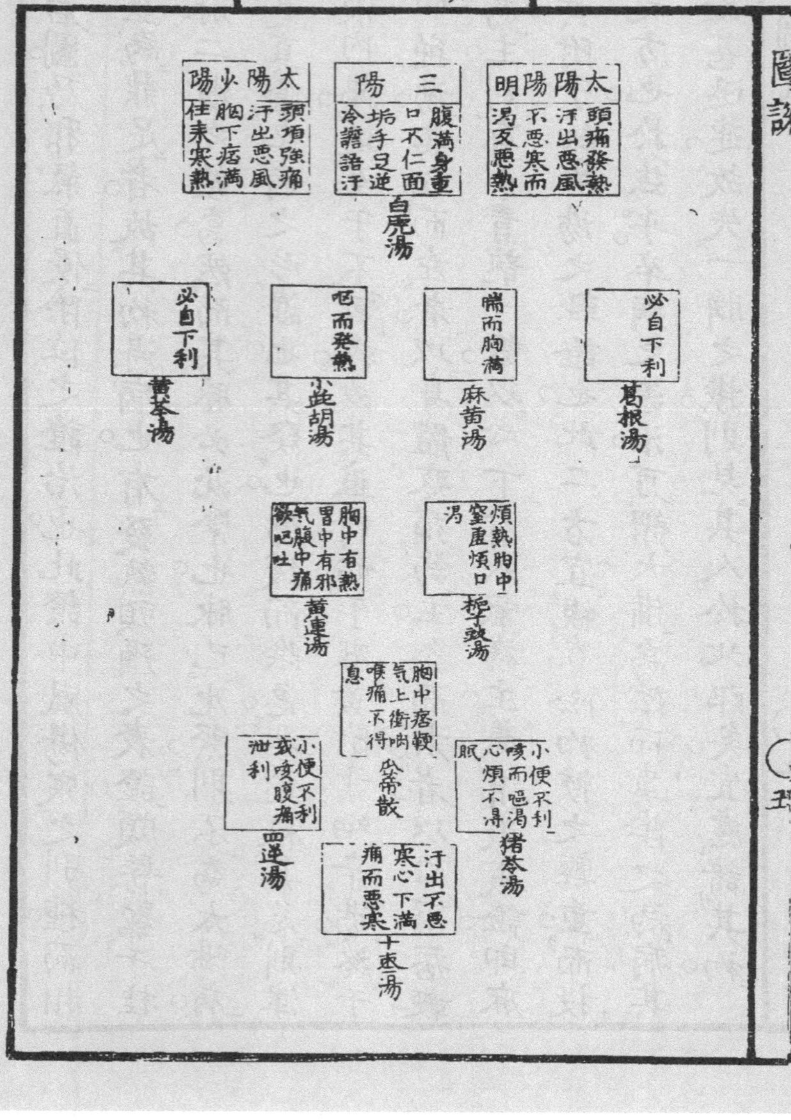
太陽陽明
頭痛發熱汗出惡風不惡寒而渴反惡熱
三陽
腹滿身重口不仁面垢手足逆冷譫語汗
白虎湯
太陽少陽
頭項強痛汗出惡風胸下痞滿往來寒熱
必自下利
葛根湯
喘而胸滿
麻黃湯
嘔而發熱
小柴胡湯
必自下利
黃芩湯
煩熱胸中窒塞煩口渴
梔子豉湯
胸中有熱胃中有邪氣腹中痛欲嘔吐
黃連湯
胸中痞鞕氣上衝咽喉痛不得息
瓜蒂散
小便不利咳而嘔渴心煩不得眠
猪苓湯
小便不利或咳腹痛泄利
四逆湯
汗出不惡寒心下滿痛而惡寒
十棗湯

右圖乃合病之證治也其初得病也或二陽或三陽相合而發者蓋純陽壯熱之所致熱熾則津液爲之竭不急挫其熱而救津液則不可也故治法以攻熱爲主若太陽陽明合病太陽少陽合病其證治有定例然至其延不解則其歸一也當相照而按之方

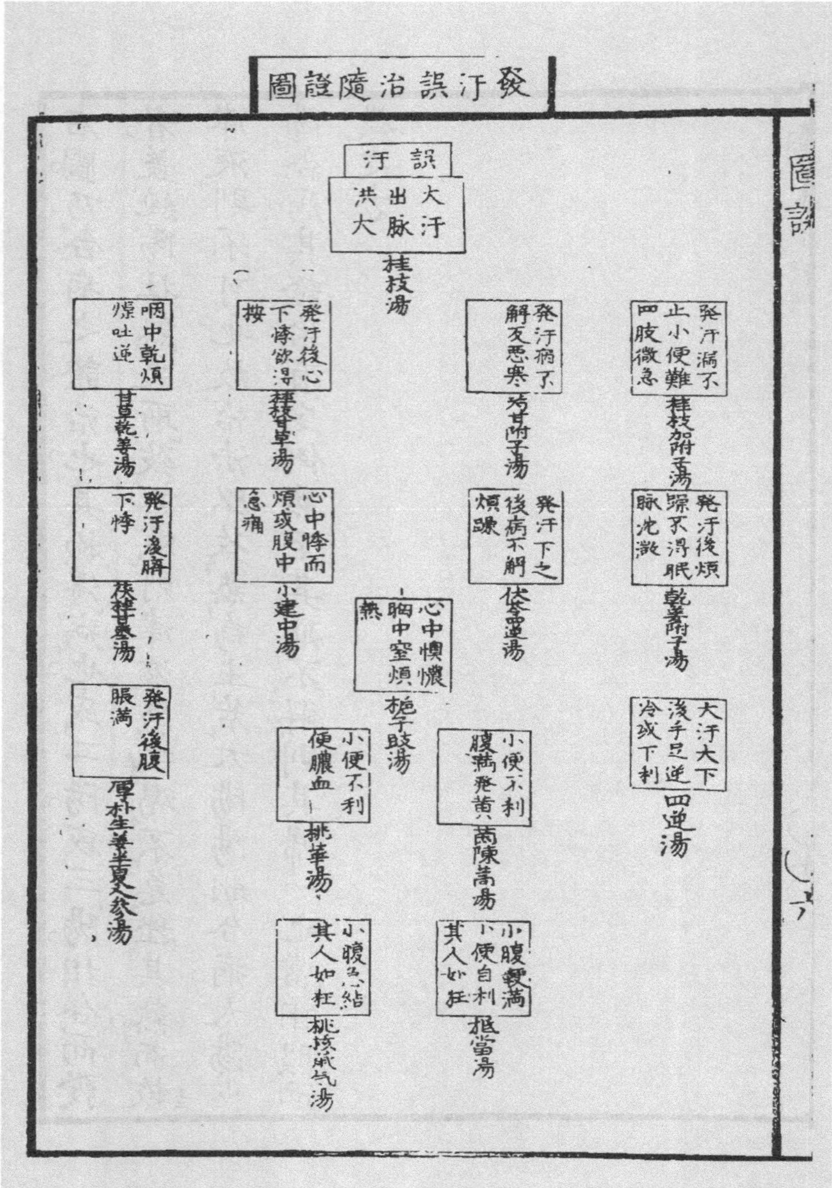
發汗誤治隨證圖
誤汗
大汗出脉洪大
桂枝湯
発汗漏不止小便難四肢微急
桂枝附子湯
発汗病不解反悪寒
芍甘附子湯
発汗後心下悸欲得按
桂枝甘草湯
咽中乾煩燥吐逆
甘草乾姜湯
発汗後煩躁不得眠脉沈微
乾姜附子湯
発汗下之後病不解煩躁
伏苓四逆湯
心中悸而煩或腹中急痛
小建中湯
発汗後臍下悸
茯桂甘棗湯
心中懊憹胸中窒煩熱
梔子豉湯
大汗大下後手足逆冷或下利
四逆湯
小便不利腹満発黄
茵陳蒿湯
小便不利便膿血
桃華湯
発汗後腹脹満
厚朴生姜半夏人参湯
小腹鞕満小便自利其人如狂
抵當湯
小腹急結其人如狂
桃核承気湯

圖説

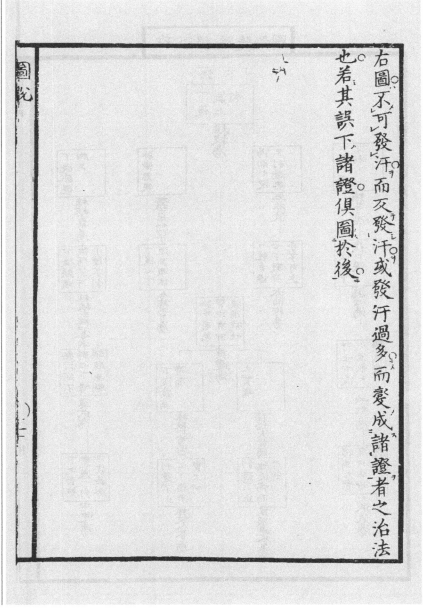

右圖不可發汗而反發汗或發汗過多而變成諸證者之治法也若其誤下諸證俱圖於後

攻下誤治隨證圖

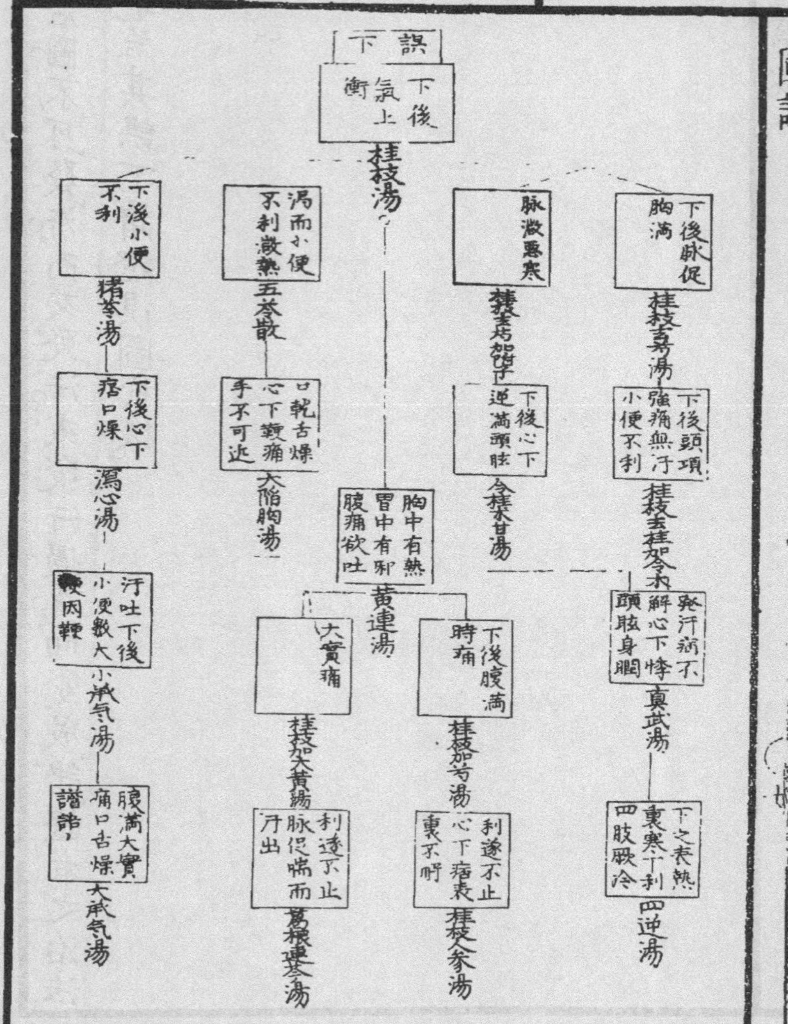
誤下
下後氣上衝
桂枝湯
下後脉促胸滿
桂枝去芍湯
下後頭項強痛無汗小便不利
桂枝去桂加苓朮
發汗猶不解心下悸頭眩身瞤
真武湯
下之表熱裏寒下利四肢厥冷
四逆湯
脉微惡寒
桂枝去芍加附子
下後心下逆滿頭眩
苓桂朮甘湯
胸中有熱胃中有邪腹痛欲吐
黃連湯
下後腹滿時痛
桂枝加芍湯
利遂不止心下痞表裏不解
桂枝人參湯
大實痛
桂枝加大黃湯
利遂不止脉促喘而汗出
葛根連芩湯
渴而小便不利微熱
五苓散
口乾舌燥心下鞕痛手不可近
大陷胸湯
下後小便不利
猪苓湯
下後心下痞口燥
瀉心湯
汗吐下後小便數大便因鞕
小承氣湯
腹滿大實痛口舌燥譫語
大承氣湯

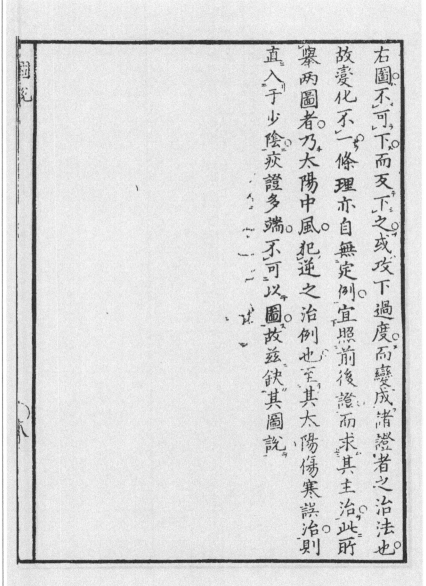

右圖。不可下。而反下之。或攻下過度。而變成諸證者之治法也。故變化不一。條理亦自無定例。宜照前後證而求其主治。此所舉兩圖者。乃太陽中風。犯逆之治例也。至其太陽傷寒誤治則直入于少陰。變證多端。不可以圖。故茲缺其圖說。

中風傷寒轉屬圖

陽道

太陽

少陽

本太陽病不解轉入于少陽者脅下鞕滿乾嘔不能食往來寒熱

陽明

本太陽病不解轉入于陽明者其人蒸蒸汗出

厥陰

太陽病三日已發汗吐下仍不解為壞病

陰道

太陰

少陰

太陽病發汗汗出不解其人仍發熱心下悸身瞤動

太陽病醫反下之因爾腹滿時痛者屬于太陰

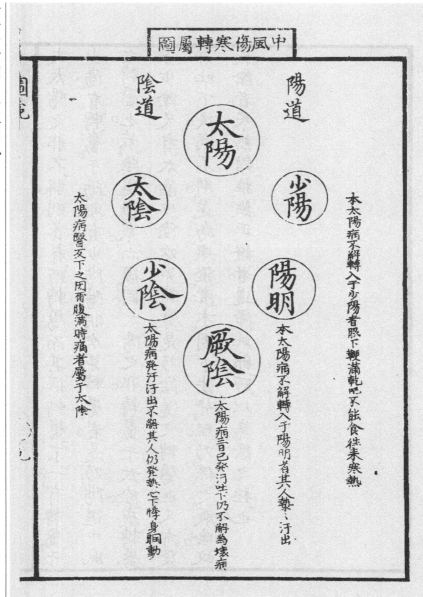

圖訣

夫太陽之邪不解則各有所轉屬而其所轉屬不一有轉屬于少陽有轉屬于陽明有少陽陽明次第轉屬者是乃陽道中風之轉屬也若陰道傷寒亦復同太陽之邪轉屬于太陰或轉屬于少陰又有太陰少陰次第轉屬是乃陰道之轉屬也又有發汗吐下後病不解遂為壞證者本因方法背理乃係之厥陰故厥陰者寒熱錯雜無正證者通歸此部所以為陰之極也

三陰三陽病位圖

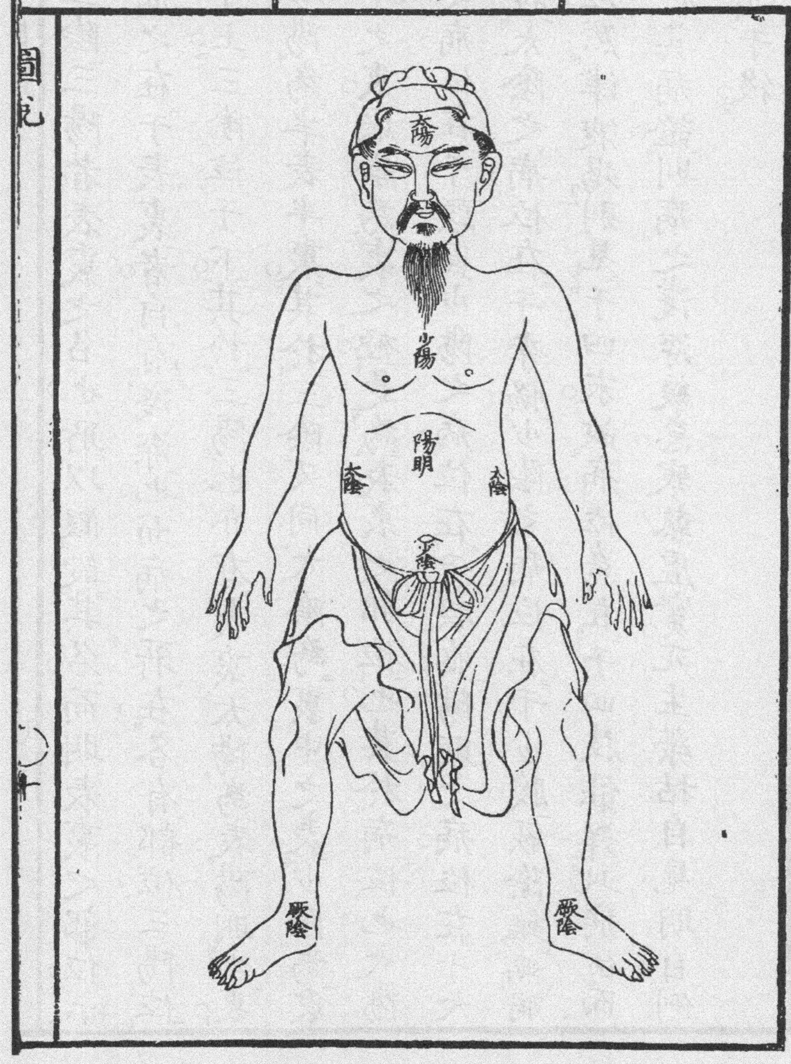

三陰三陽者表裏之名也所以假設其名而明表裏之部位示病之在于表裏者自有淺深也而病之所在各有部位三陽位于上三陰位于下其於三陽也亦有表裏太陽為表陽明為裏少陽為半表半裏其於三陰又同太陰為裏中之表少陰為裏中之裏厥陰為裏之極是為表裏之部位也其於病位也太陽之病位在于頭面少陽之病位在于脇胸陽明之病位在于大腹太陰之病位在于季脇少陰之病位在于少腹厥陰雖無病位然津液竭則見于四末故病位為在于四肢能詳此病位而推其病證則病之淺深緩急寒熱虛實死生榮枯自見明白例開于後

頭項面部為太陽之位例

太陽之為病脉浮頭項強痛而惡寒

太陽病頭痛發熱汗出悪風

太陽病項背強几几

面色緣緣正赤者陽氣怫鬱在于表

肩背胸脇為少陽之位例

本太陽不解轉入少陽者脇下鞕滿

往來寒熱胸脇苦滿心煩

心下急鬱鬱微煩

脇下痞鞕滿乾嘔不能食

心下及大腹爲陽明之位例

陽明之爲病胃家實也

腹滿痛者急下之

汗出譫語者以有燥屎在胃中此爲風也

蒸蒸發熱者屬胃

季脥臍傍爲太陰之位例

太陰之爲病腹滿而吐食不下自利益甚時腹自痛

本太陽病醫反下之因爾腹滿時痛者屬太陰也

臍上及少腹爲少陰之位例

少陰病下利

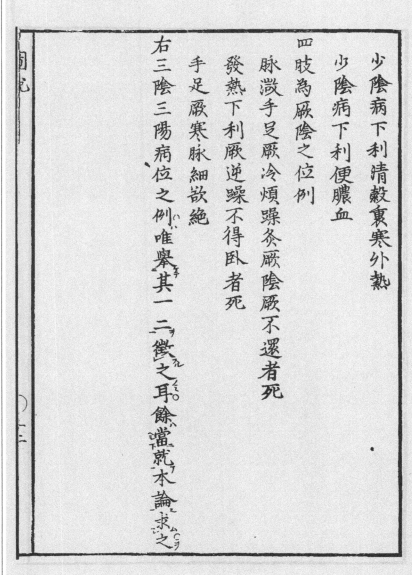

少陰病下利清穀裏寒外熱
少陰病下利便膿血
四肢為厥陰之位例
脉微手足厥冷煩躁灸厥陰厥不還者死
發熱下利厥逆躁不得卧者死
手足厥寒脉細欲絶
右三陰三陽病位之例唯舉其一二徵之耳。餘當就本論求之

類證異方

頭痛

- 脉浮弱頭痛發熱汗出惡風　桂枝湯
- 脉浮緊發熱頭痛無汗惡寒　麻黄湯
- 發熱頭痛脉反沈　麻黄附子細辛湯

身疼

- 脉浮弱汗出身疼痛　桂枝湯
- 脉浮緊無汗身疼痛　麻黄湯
- 脉浮緊發熱惡寒身疼痛不汗出而煩躁　大青龍湯

頭痛

- 乾嘔吐涎沫頭痛　呉茱萸湯
- 發熱不大便頭痛　承氣湯
- 漐漐汗出頭痛發熱心痞鞕滿不惡寒　十棗湯

身疼

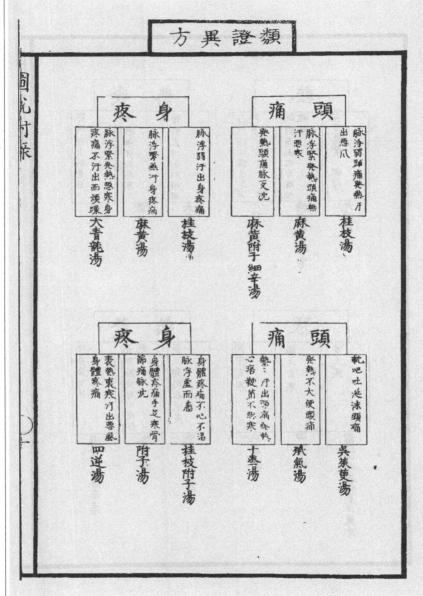

- 身體疼痛不嘔不渴脉浮虚而濇　桂枝附子湯
- 身體疼痛手足寒骨節痛脉沈　附子湯
- 表熱裏寒汗出惡風身體疼痛　四逆湯

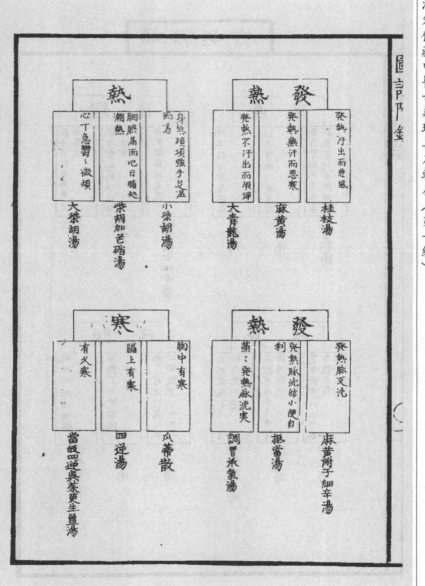

發熱

- 発熱汗出而悪風 — 桂枝湯
- 発熱無汗而悪寒 — 麻黄湯
- 発熱不汗出而煩躁 — 大青龍湯

熱

- 身熱頸項強手足溫而渴 — 小柴胡湯
- 胸脇満而嘔日晡処潮熱 — 柴胡加芒硝湯
- 心下急鬱鬱微煩 — 大柴胡湯

發熱

- 発熱脉反沈 — 麻黄附子細辛湯
- 発熱脉沈結小便自利 — 抵當湯
- 蒸蒸発熱脉沈実 — 調胃承氣湯

寒

- 胸中有寒 — 瓜蒂散
- 膈上有寒 — 四逆湯
- 有久寒 — 當歸四逆呉茱萸生薑湯

惡寒

- 發熱汗出而惡風 —— 桂枝湯
- 惡寒發熱無汗而喘 —— 麻黃湯
- 發熱惡寒不汗出而煩躁 —— 大青龍湯

嘔

- 嘔而發熱胸下痞鞕 —— 小柴胡湯
- 嘔而腸鳴心下痞 —— 半夏瀉心湯
- 胸中有熱胃中有邪氣腹中痛欲嘔吐 —— 黃連湯

惡寒

- 發汗後惡寒者虛故也 —— 芍藥甘草附子湯
- 心下痞而惡寒汗出 —— 附子瀉心湯
- 惡寒脈微而利 —— 四逆加人參湯

嘔

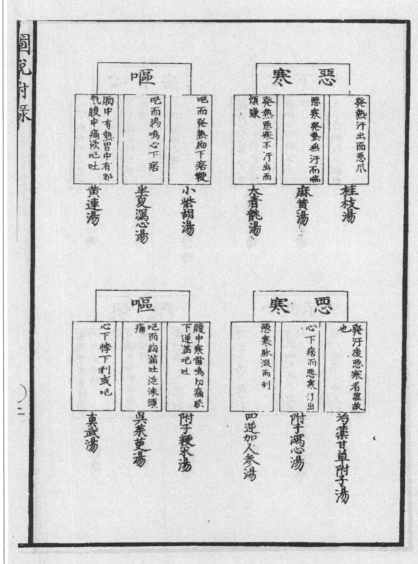

- 腹中寒雷鳴切痛脇下逆滿嘔吐 —— 附子粳米湯
- 嘔而胸滿吐涎沫頭痛 —— 吳茱萸湯
- 心下悸下利或嘔 —— 真武湯

心下痞

心下痞鞕而滿乾嘔心煩不得安	心下痞而復惡寒汗出者	心下痞按之濡
甘草瀉心湯	附子瀉心湯	大黃黃連瀉心湯

心下悸

発汗過多其人叉手冒心心下悸欲得按	厥而心下悸宜先治水	心下悸頭眩身瞤動
桂枝甘草湯	茯苓甘草湯	真武湯

煩躁

発熱悪寒身疼痛不汗出而煩躁	日晡所潮熱煩躁口乾咽燥	発汗若下之病不解煩躁
大青龍湯	大承氣湯	伏令四逆湯

小便不利

汗出而渴小便不利	汗出而不渴小便不利	無汗而渴小便不利
五苓散	茯苓甘草湯	猪苓湯

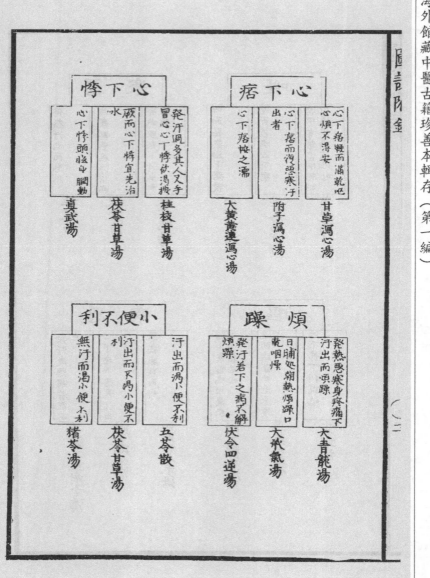

小便不利

- 乾嘔發熱而渴小便不利或噎小腹滿下利 —— 小青龍湯
- 往來寒熱胸脇苦滿小便不利嘔下利腹痛 —— 小柴胡湯
- 小便不利下利嘔渴腹痛四支沈重疼痛 —— 真武湯

浮腫

- 骨節疼痛小便不利惡風身微腫 —— 桂枝甘草附子湯
- 惡風一身腫脉浮不渴續自汗出 —— 越婢湯
- 身體腫發熱汗出而渴 —— 黃芪桂枝湯

水氣

- 表不解心下有水氣乾嘔發熱而渴小便不利 —— 小青龍湯
- 胃中不和心下痞鞕乾嘔下利脇下有水氣 —— 生姜瀉心湯
- 腹痛小便不利四支沈重疼痛自下利為有水氣 —— 真武湯

腹滿

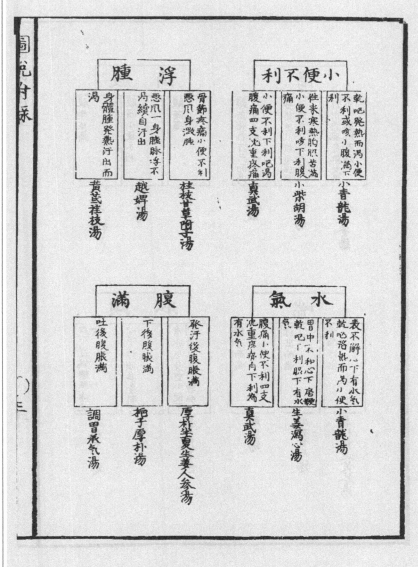

- 發汗後腹脹滿 —— 厚朴半夏生姜人參湯
- 下後腹脹滿 —— 梔子厚朴湯
- 吐後腹脹滿 —— 調胃承氣湯

腹痛

- 腹中急痛——小建中湯
- 腹痛小便不利——真武湯
- 腹滿痛——大承氣湯

渴

- 頭痛發熱汗出而渴小便不利——五苓散
- 身熱惡風頸項強脇下滿手足温而渴——小柴胡湯
- 汗出惡風身熱大渴舌上乾燥而煩——白虎加人參湯

頭眩

- 心下逆滿頭眩脉沈緊——苓桂朮甘湯
- 心下悸頭眩身瞤動——真武湯
- 有水氣身重小便不利惡風起則頭眩——葵子茯苓散

喘

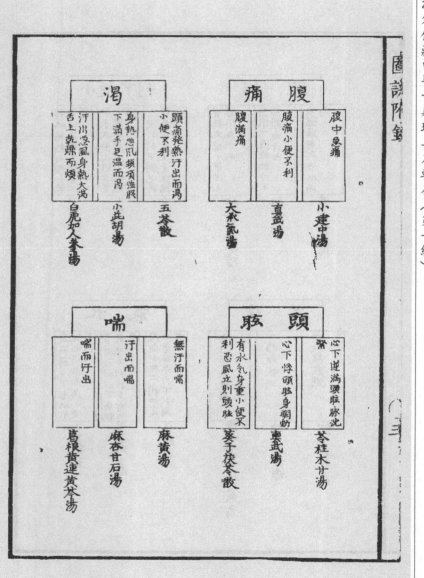

- 無汗而喘——麻黃湯
- 汗出而喘——麻杏甘石湯
- 喘而汗出——葛根黃連黃芩湯

項背強

- 項背強反汗出而惡風 —— 桂枝加葛根湯
- 項背強無汗惡風 —— 葛根湯

喘

- 表不解微喘 —— 桂枝加厚朴杏人湯
- 表不解微喘 —— 小青龍湯

背惡寒

- 背惡寒口乾燥 —— 白虎加人參湯
- 口中和背惡寒 —— 附子湯

渴

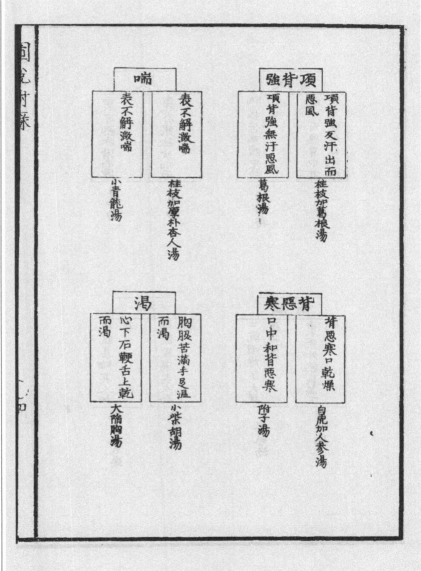

- 胸脇苦滿手足溫而渴 —— 小柴胡湯
- 心下石鞕舌上乾而渴 —— 大陷胸湯

厥

裏有熱脉滑而厥　白虎湯

裏有寒脉沈而厥　四逆湯

腹痛

胸脇苦滿腹中痛嘔吐　小柴胡湯

胸中有熱胃中有邪氣腹痛欲嘔吐　黄連湯

狂

少腹急結其人如狂　桃核承氣湯

少腹鞕滿其人發狂　抵當湯

腹滿

口乾咽燥不大便腹脹滿　大承氣湯

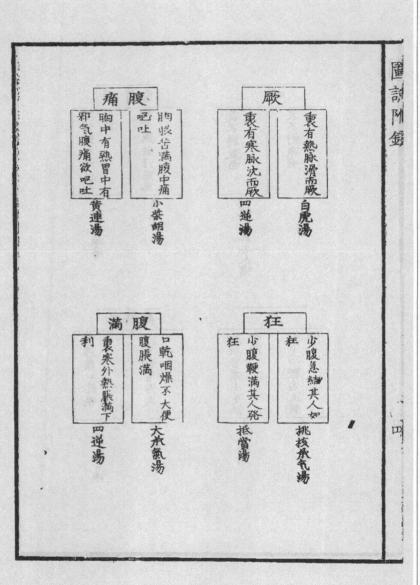

裏寒外熱脹滿下利　四逆湯

黃

身黃發熱 —— 梔子柏皮湯

發熱在裏身黃小便不利腹微滿 —— 茵蔯蒿湯

往來寒熱

往來寒熱胸脇苦滿渴善嘔心煩 —— 小柴胡湯

往來寒熱胸脇滿微渴不嘔心煩 —— 柴胡姜桂湯

嘔

脇下有水氣腹中雷鳴下利嘔吐 —— 生姜瀉心湯

腹中寒氣雷鳴切痛脇下逆滿嘔吐 —— 附子粳米湯

潮熱

胸脇滿嘔日晡所發潮熱 —— 柴胡加芒硝湯

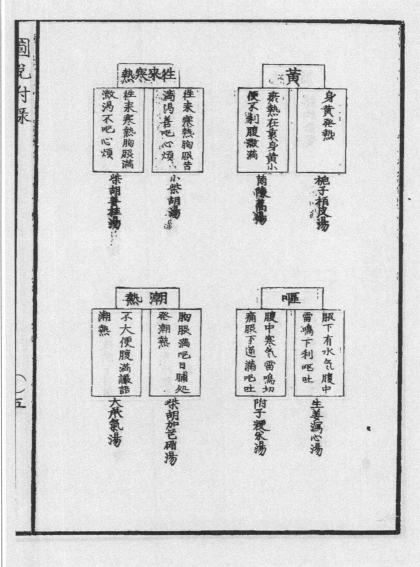

不大便腹滿譫語潮熱 —— 大承氣湯

協熱利

桂枝證医反下之利遂不止喘汗出　葛根黄連黄芩湯

數下之遂協熱而利利下不止心下痞鞕表裏不解　桂枝人參湯

結胸

寒實結胸　三物白散

結胸熱實　大陷胸湯

奔豚

發汗後臍下悸者欲作奔豚　苓桂甘棗湯

鍼處被寒核起赤者欲作奔豚　桂枝加桂湯

咳

心下有水氣咳而微喘　小青龍湯

嘔而發熱咳心下悸　小柴胡湯

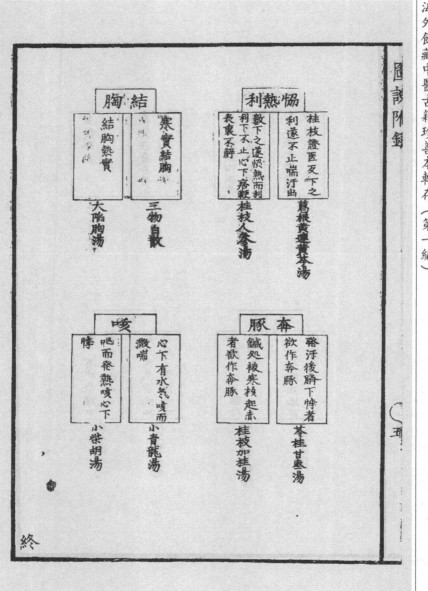

終

近世解傷寒論者大概無慮數十家而其中稱翹楚者數人各張門庭相軋然要考其說則往往不免毫釐之差謬以千里矣吾黨先生負英邁之資發卓越之見於傷寒論聚訟之中特能得長沙氏之意矣到至所解於

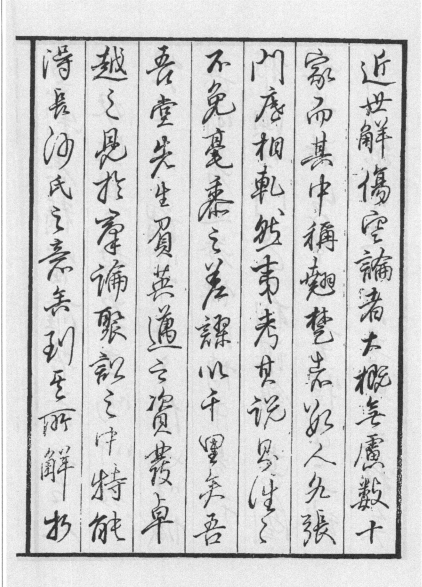

毫判黍精審確若前無古人
即如近世之談者手嗚呼若
先生者可謂罕並之傑也惟憾
其所著述卷帙浩博未曾刊
布須全門之士相謀鐫其圖
說是推先生之書特其一端
耳繼此足以見其學之精矣

嘗鼎一臠全鼎可知雖非判
淄澠者亦為辨太牢之優於
藜莠矣
寬政庚申閏四月
門人邨山章存撰
董書敬義録

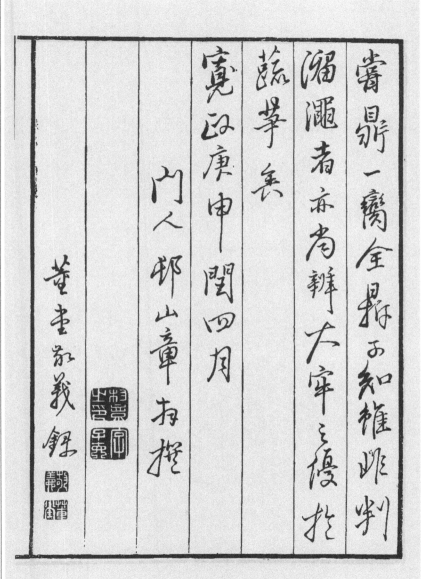

文化五戊辰春

書林

京都二條通升屋町　出雲寺文次郎
同寺町通松原下ル町　勝村次右衛門
江戸日本橋通二町目　野田七兵衛
同両國吉川町　山田佐助
同神田鍛冶町二丁目　北島長四郎

仲景方書類

傷寒論註來蘇集（一）

卷一

〔清〕柯琴 著

博古堂 乾隆三十一年刻本 文政四年重刻本

大[illegible]本文政四年辛巳歲重刻

慈溪柯韻伯先生著

傷寒論註来蘇集

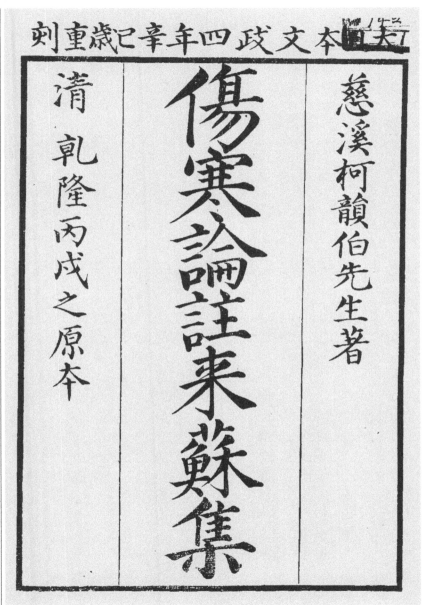

清　乾隆丙戌之原本

傷寒来蘇集序

張長沙傷寒論一書。為註解者。金源以來亡慮數十家。若柯韻伯来蘇集。其識卓而旨明。足以津逮乎長沙之源矣。盖韻伯之編是集。原于崑山王氏鄞溪黄氏之説。其意以為長沙之書。自叔和撰次。其舊不可復見。據長沙有太陽病桂枝證柴胡證等辞。乃宗其義。以證名篇。方隨附之。脉法有相合者。以類揷入。首立總綱一篇。至于可汗不可汗等篇。及六經中可疑者。祧而不取。其不冠傷寒二字者。以為長沙雜病之論也。以余考之。長沙著書之意。不過隨證立方。欲每條詳著。使醫藥勿錯焉耳。蓋隋唐之際。江南諸師。秘惜其書。雖巢元方孫思邈。猶不見完帙。魏徵等修五代史志。誤以為亡。則不絕若線。藏之者或傳寫草書。

或蠹蝕編斷。中間不能無殘缺。是以書之無定序者。非唯叔和釋之後之解其書者。斷章摘句。剪綴排纂以角勝于叔和。惡知反失長沙之舊矣。韻伯是集。亦雖屬于專肆。註解獨出新裁。不苟依様前人。又著附翼論翼二篇。以述勝義。即於長沙之旨實多所啓發。近日唐笠山嘗其立言雖暢。不免穿鑿。然非葄枕窮年。有講明入理之處曷克至此。韻伯曰。仲景沒而岐黃之道莫傳。千載無真醫矣。此愚所以執卷長吁。不能已於註疏也。想見握槧之時。意蔑諸家。眼空千古。其言雖誕。或有不可誣者歟。先君子鬻命及門之徒。付諸重彫。令茲告成。

余於是乎揭其大旨。以弁卷端。若夫欲讀長沙之書者。先執是集。而熟玩沉思。則庶乎可以沿流究源。至其編刻失舊。勿以致誚矣。

旨

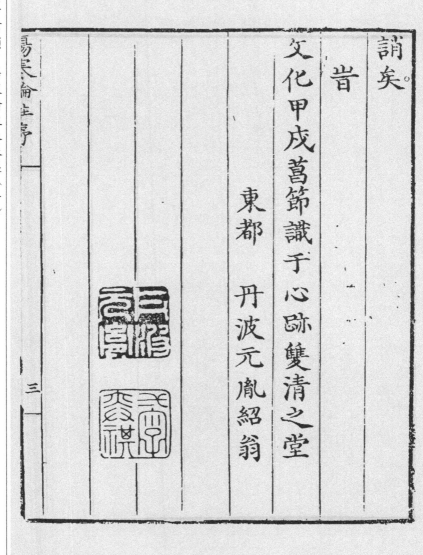

文化甲戌菖節識于心跡雙清之堂

東都　丹波元胤紹翁

傷寒論詩序

翻刻柯氏傷寒論註来蘇集序

傷寒論註来蘇集八卷。清柯韻伯所著。注釋明暢。治法精核。誠足以遡乎長沙之真源。故葉天士臨證指南序中亦略稱之矣。而是書舶来甚少。世人往々傳寫以為帳中之秘。而未公行天下。寔可惜也。今兹篴山侍毉足立長島欲挍刻以嘉惠來學。乃竭力挍正。閒有滯義不可通。則時來就予而商之。頃者長島又奉本藩侯命。翻譯西洋產科書。以故不能專力。是書也。遂屬予而再挍之。予固陋寡聞。何足以任是舉。而長島見勉之甚切。固不可辭。且予嘗慨何氏之名不顯于當時而其書之未廣行于世也。則按刻是書以傳。亦吾所願也。原夫傷寒論舊本。漢魏之間已經散落。晉王叔和始撰次以理之。上古經方。因以不墜于地。叔和之功偉矣。自晉逮唐。名醫輩出。雖或援受長沙之方。而莫能明傷寒之理者。宋成無已創註解以行之傷寒大義由是始見于世無已之功亦偉矣要之二氏之於長沙俱爲功臣而後蠶之於二氏無不皆蒙其澤以溯長沙則二氏縱有小失亦何深議即如方有執喻昌程應旄王肯堂周楊俊錢潢張思聰張錫駒吳儀洛汪琥皆議二氏之鈌失或謂和

之撰次。雜以私言。無已註解。隨文順釋。然其為說也多穿鑿。鮮可采用。柯氏是書。二氏之可從者。從而取之。不可從者。新撰次而註解之。不敢雷同方喻諸子。而議其缺失也。可謂公正矣。桂山多紀先生亦每舉此書稱之。於古之為傷寒科者。未嘗有所許可。

特推柯氏以為得長沙神髓。夫先生鴻才碩學。醫林山斗。而獨推奉柯氏。則世之學長沙者。又何舍是書而他求乎哉。余謹取全部八卷悉加挍正。繕寫既成。因書之以為序。

文化七年冬十有二月

江户醫生鈴木素行良知氏撰

傷寒論註序

昔人嘗論注書為難蓋文章家有輯註鈎深抉隱穿鑿
而傳會之於作者本意固泛乎未得然自經史以及稗
官雜說金石志乘之文供我捃摭蒐采以求合於古人
立言之旨雖夏后之璜不無徑寸之考尚不害其為天
球和璧也若醫以療疾經絡臟腑形神精氣變化陰陽
幽微莫測非於三部九候深討窮蒐本我之靈心啓我
之妙悟而率爾命筆不獨罔前人本旨於雲霧中其自
誤以誤世不為黃帝岐伯之罪人者幾希慈谿柯韻伯
先生夙稱仲景功臣著傷寒論注論翼二書明而快辨

而精、礴之文章家、左之預選之善、莊之向騷之逸乎、馬子驟北、按其亥豕、訂其謬舛、鏤諸板以行世、使海内之論傷寒者不隨王朴和之蒙翳、幷不惑方中行喻嘉言之岐説、其用心可謂勤矣、夫驟北奉慈命、注力於靈素、學成應世、已為當今盧扁、廼年逾古稀、精神矍鑠、以蒼顔浩髮之叟、能逍遥於風雅翰墨之間、匪獨其業之足傳也、其更有得於醫之外者、從可知矣、嗚呼傷寒一症、所係匪輕、一劑誤投、神明消滅、良可悲已、李東垣陶節菴輩、非不辯晰詳明、或掠影而剽光、或辭煩而理晦、旁門曲徑、靡所適從、仲景之言雖存、仲景之旨幾蔑、孰若韵伯論述之精、而驥北挍讐之覈乎。予故喜而為數言、以弁諸首。至余之於醫、未涉藩籬也。未識驥北以予言為河漢否。

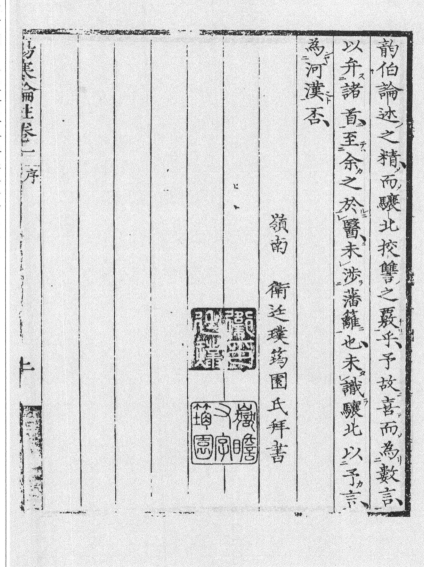

嶺南　衛廷璞蒻園氏拜書

傷寒論註序

余幼失怙奉 先慈命棄舉業習醫術謂可養生亦可濟世遂銳志於醫上自靈素下及百家之書探討有年愧未深造獨念傷寒一症生死安危關係甚速仲景先師作傷寒論以垂後世歷年既久未免殘缺再經後人顛倒紛紜茫無頭緒學者無由以入置之高閣至宋成無已始有注釋明方中行條辨於前喻嘉言尚論於後各揮已意自鳴一得然未知盡合仲景之意否也繼獲柯韻伯先生傷寒論注論翼二書立言明徹獨出新裁不落前人窠臼仲景隱而未發之旨抉以表著俾仲景

之精微奥妙躍然心目之間實有稗益於斯道不敢自私因取二書訂其舛訛較其字畫付之剞劂以公同好表章前賢嘉惠後學不無少助云耳

旹

乾隆乙亥年荷月崑山七十老人馬中驊題

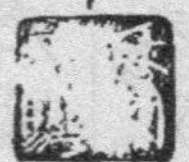
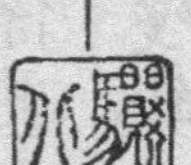

傷寒論註序

伏羲神農黃帝之書尚有存焉者乎、曰、辭雖存、理則亡矣、何以言之、曰、卜筮始於疇易、至京關而岐矣、今之所謂卜筮、不知洪也、不知疇也、醫學始於靈素、至扁倉而岐矣、今之所謂醫、不知靈素也、傷寒始於仲景、至劉李而岐矣、今之治傷寒家、不知仲景也、夫聖人之道、至今不廢者、若陶之為器、無二範也、若匠之削木、無二規矩也、本經素問靈樞難經、其為經也四、仲景因之、而論傷寒、猶陶之不離範、而匠之循其繩墨也、乃繼起者則不然、如朱奉議、劉河間、張易州、李東垣、王好古、陶節菴輩、相襲而相悖相引而相反辭愈煩而理愈昧譬之於陶以仲景為範而中其式者鮮矣譬之於林以仲景為規矩而合其繩墨者寡矣即有善者猶耳目口鼻各有偏長而不相能也世徒知通三才者為儒而不知不通三才之理者更不可以言醫醫也者非從經史百家探其源流則勿能廣其識非參老莊之要則勿能神其用非徹三藏真詮則勿能究其奧故凡天以下地以上日月星辰風雨寒暑山川艸木鳥獸蟲魚遐方異域之物與夫人身之精氣神形藏府陰陽毛髮皮膚血脈筋骨肌肉津液之屬必極其理夫然後可以登岐伯之堂入仲

景之室耳奈何縉紳先生以方術視醫而醫道之晦蝕也久又粗工曲學家自立幟人自為書而醫道之離畔又久今業醫者或襲其膚或剽其似冥行以趨貿貿失之誠大道夌夷微言將絕之會乎此韻伯先生所以有傷寒論注之作也先生好學博聞吾輩以大器期之今焚書棄業矢志於岐黄之學此正讀書恥為俗儒業醫恥為庸醫者其內經合璧一書既為岐伯開生面矣今復注疏傷寒發仲景之精微破諸家之僻見千載迷塗一朝指破豈特為醫林幸哉吾以為天下幸且為後世幸學者先看諸家議論即細閱玆編始知先生慧眼超

越前人耳因筆之簡端以供同志之鑒賞焉虞山友人
李諾楚重氏題

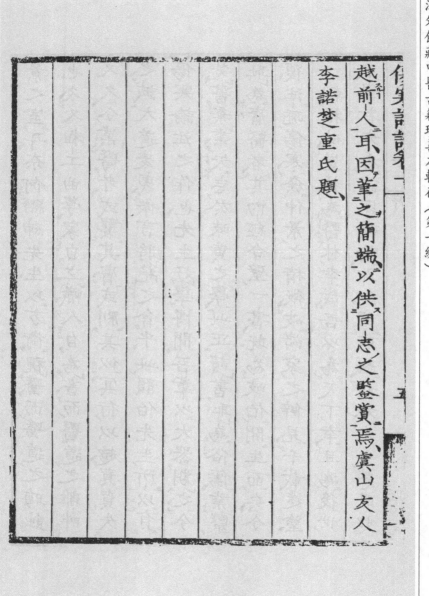

傷寒論註自序

嘗謂胸中有萬卷書，筆底無半點塵者，始可著書；胸中無半點塵，目中無半點塵者，纔許作古書注疏。夫著書固難，而注疏更難。著書者往矣，其間幾經兵燹，幾番播遷，幾次增刪，幾許抄刻，亥豕者有之，雜偽者有之，脫落者有之，錯簡者有之。如注疏者著眼，則古人之隱旨明，塵句新；注疏者失眼，非依樣胡蘆，則另尋枝葉，魚目溷珠，碔砆勝玉矣。傷寒論一書，經叔和編次，已非仲景之書。仲景之文遺失者多，叔和之文附會者亦多矣。讀是書者，必凝神定志，慧眼靜觀，逐條細勘，逐句研審，何者

為仲景言何者是叔和筆其間若脫落若倒句與訛字
衍文須一一指破頭令作者真面目見於語言文字間
且其筆法之縱橫詳略不同或互文以見意或比類以
相形可因此而悟彼見微而知著者須一一提醒更令
作者精神見於語言文字之外始可羽翼仲景注疏傷
寒何前此注疏諸家不將仲景書始終理會先後合參
但隨文敷衍故彼此矛盾黑白不辨令碔砆與美璞並
登魚目與夜光同珍前此之疑燈未明繼此之迷塗更
遠學者將何賴焉如三百九十七法之言既不見於仲
景之序文又不見於叔和之序例林氏倡于前成氏程

氏和于後，其不足取信，王安道已辨之矣。而繼起者猶瑣瑣於數目，即絲毫不差，亦何補於古人，何功於後學哉？然此猶未為斯道修累也，獨怪大青龍湯仲景為傷寒中風無汗而兼煩躁者設，即加味麻黃湯耳。而謂其傷寒見風，又謂之傷風見寒，因以麻黃湯主寒傷營，治營病而衛不病；桂枝湯主風傷衛，治衛病而營不病；大青龍主風寒兩傷營衛，治營衛俱病。三方割據瓜分，太陽之主，寒多風少、風多寒少，種種蛇足，羽翼青龍，曲成三綱鼎立之說，巧言簧簧，洋洋盈耳，此鄭聲所為亂雅樂也。夫仲景之道，至平至易；仲景之門，人人可入，而使

之茅塞如此令學者如夜行岐路莫之指歸不深可閔
耶且以十存二三之文而謂之全篇手足厥冷之厥混
同兩陰交盡之厥其間差謬何可殫舉楊墨之道不息
孔子之道不著醫道之不明不行此其故歟孟子沒而
仲尼之道不傳千載無真儒矣仲景沒而岐黃之道莫
傳千載無真醫矣此愚所以執卷長吁不能已於注疏
也丙午秋按正內經始成尚未出而問世以傷寒為世
所甚重故將仲景書按正而注疏之分篇彙論挈其大
綱詳其細目證因類聚方隨附之倒句訛字悉為改正
異端邪說一切辨明岐伯仲景之隱旨發揮本論各條

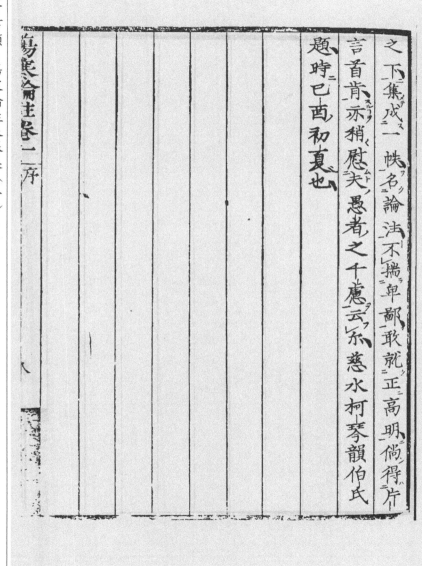

之下集成一帙名論法不揣卑鄙敢就正高明倘得片言首肯亦稍慰夫愚者之千慮云尒慈水柯琴韻伯氏題時己酉初夏也

傷寒評詳卷一

凡例

一傷寒論一書自叔和編次後仲景原篇不可復見雖章次混淆猶得尋仲景面目方喻輩各為更定條辨既中邪魔尚論浸循陋習矣大背仲景之旨琴有志重編因無所據竊思仲景有太陽證桂枝証柴胡証等辭乃宗此義以症名篇而以論次第之雖非仲景編次或不失仲景心法耳

一起手先立總綱一篇令人開卷便知傷寒家脈症得失之大局矣每經各立總綱一篇讀此便知本經之脈症大略矣每篇各標一症為題看題便知此方之

脈証治法矣

一是編以症為主故彙集六經諸論各以類從其症是某經所重者分別其經如桂枝麻黄等症列太陽梔子承氣等症列陽明之類其有變証化方如從桂枝症更變加減者即附桂枝症後從麻黄症更變加減者附麻黄症後

一叔和序例固與仲景本論不合所集脈法其中有關于傷寒者合于某証即採附其間片長可取即得攀龍附驥耳

一六經中有症治疎略全條刪去者如少陰病下利白

通湯主之少陰病下利便膿血桃花湯主之等類少陰病下利脈微者與白通湯腹痛小便不利與桃花湯主之詳則彼之疎略者可去矣又有脈症各別不相統攝者如太陽病發汗太多因致痓與脈沉而細病身熱足寒等症三條合一論理甚明故合之

一本論每多倒句此古文筆法耳如太陽病血症麻黄湯主之句語意在當發其汗下前輩但據章句次序不審前後文理不顧衄家禁忌竟謂衄後仍當用麻黄解表夫既云衄乃解又云自衄者愈何得陣後與矣衄家不可發汗更有明禁何得再為妄汗今人膠

桂者多、即明理者亦多為陶氏所惑、故將麻黃桂枝小青龍等條、悉為稱正。

一條中有冗句者、刪之、如桂枝症云先發汗不解、而復下之、脈浮者不愈、浮為在外、須解外則愈、何等直捷。在外下、更加而反下之、故令不愈、今脈浮、故知在外等句、要知此等蘩音、不是漢人之筆、凡此等口角、如病常自汗出條、亦從刪例。

一條中有衍文者、刪之、有訛字者、改之、有闕字者、補之、然必詳本條與上下條、有據確乎、當增刪改正者、直書之、如無所據、不敢妄動、發明注中、以俟高明之定套。

一加減方分兩制度煎法與本方同者，于本方下書本方加其味，減其味，或一篇數方，而後方煎法與前方同者，于方末書煎法同前，方中藥味修治同前者，如麻黃去節，杏仁去皮之類，但不再注，附子必炮，若有生用者注之。

一可汗不可汗等篇，鄙俚固不足取，而六經篇中多有叔和附入，合于仲景者，取之。如太陽脈浮動數，三陽明論，脾約脈症等條，與本論不合，無以發明，反以滋惑，刪出附後，俟識者辨焉。

一正文逐句圈斷、俱有深意、如本論中一字句最多、如太陽病、脈浮頭項強痛六字、當作六句讀、言脈氣來尺寸俱浮、頭與項強而痛、若脈浮兩字連讀、頭項強痛而惡寒、作一句讀、疎略無味、則字字讀斷、大義先明矣、如心下溫溫、欲吐、鬱鬱微煩之類、溫溫鬱鬱、俱不得連讀、連讀則失其義矣、

傷寒雜病論原序

余每覽越人入虢之診望齊侯之色未嘗不慨然歎其
才秀也怪當今居世之士曾不留神醫藥精究方術上
以療君親之疾下以救貧賤之厄中以保身長全以養
其生但競逐榮勢企踵權豪孜孜汲汲惟名利是務崇
飾其末華其外而悴其內皮之不存毛將安附焉卒然
遭邪風之氣嬰非常之疾患及禍至而方震慄降志屈
節欽望巫祝告窮歸天束手受敗賫百年之壽命持至
貴之重器委付凡醫恣其所措咄嗟嗚呼厥身已斃神
明消滅變為異物幽潛重泉徒為啼泣痛夫舉世昏迷

莫能覺悟不惜其命若是輕生彼何榮勢之云哉而進
不能愛人知人退不能愛身知已遇災值禍身居厄地
蒙蒙昧昧蠢若遊魂哀乎趨世之士馳競浮華不固根
本忘軀徇物危若冰谷至於是也余宗族素多向餘二
百建安紀年以来猶未十稔其死亡者三分有二傷寒
十居其七感往昔之淪喪傷横夭之莫救乃勤求古訓
博採衆方撰用素問九卷八十一難陰陽大論胎臚藥
録并平脉辨症為傷寒雜病論合十六巻雖未能盡愈
諸病庶可以見病知源若能尋余所集思過半矣夫天
布五行以運萬類人稟五常以有五藏經絡府俞陰陽

會通玄冥幽微變化難極自非才高識妙豈能探其理致哉上古有神農黃帝岐伯伯高雷公少俞少師仲文中世有長桑扁鵲漢有公乘陽慶及倉公下此以往未之聞也觀今之醫不念思求經旨以演其所知各承家技終始順舊省疾問病務在口給相對斯須便處湯藥按寸不及尺握手不及足人迎趺陽三部不參動數發息不滿五十短期未知決診九候曾無彷彿明堂闕庭盡不見察所謂窺管而已夫欲視死別生實為難矣孔子云生而知之者上學則亜之多聞博識知之次也余宿尚方術請事斯語漢長沙守南陽張機序

傷寒論卷二

十三

傷寒論註目次

卷一

桂枝甘草湯

茯苓桂枝甘草大棗湯

桂枝去桂加茯苓白朮湯

桂枝人参湯

葛根黃連黃芩湯

桂枝去芍藥加附子湯

桂枝加厚朴杏仁湯

桂枝加芍藥湯

桂枝加大黃湯

茯苓桂枝白朮湯

桂枝加桂湯

桂枝去芍藥加蜀漆龍骨牡蛎湯

桂枝甘草龍骨牡蛎湯

甘草乾姜湯

芍藥甘草湯

傷寒論註卷之一

南陽　張機　仲景原文
慈谿　柯琴　韵伯編註
崑山　馬中驊　驤北較訂

傷寒總論

病有發熱惡寒者發於陽也無熱惡寒者發於陰也

無熱指初得病時不是到底無熱發陰指陽証之陰非指直中於陰陰陽指寒熱勿鑿分營衛經絡按本論云太陽病或未發熱或已發熱已發熱即是發熱惡寒未發熱即是無熱惡寒斯時頭項強痛已見第陽

氣閉鬱尚未宣發其惡寒體痛嘔逆脈緊純是陰寒為病故稱發於陰此太陽病發於陰也又陽明篇云病得之一日不發熱而惡寒斯時寒邪凝斂身熱惡熱全然未露但不頭項強痛是知陽明之病發於陰也推此則少陽往来寒熱但惡寒而脈弦細者亦病發於陰而三陰之反發熱者便是發於陽矣

發於陽者七日愈發於陰者六日愈以陽數七陰數六故也

寒熱者水火之本體水火者陰陽之徵兆七日合火之成數六日合水之成數至此則陰陽自和故愈蓋

陰陽互為其根陽中無陰謂之孤陽陰中無陽便是死陰若是直中之陰無一陽之生氣安得合六成之數而愈耶內經曰其死多以六七日之間其愈皆以十日以上使死期亦合陰陽之數而愈期不合者皆治者不如法耳

問曰凡病欲知何時得何時愈答曰假令夜半得病者明日日中愈日中得病者夜半愈何以言之日中得病夜半愈者以陽得陰則解夜半得病明日日中愈者以陰得陽則解也

上文論日期合陰陽之數而愈此論愈時於陰陽反

盛時解何也陰盛極而陽生陽盛極而陰生陰陽之相生正陰陽之相得即陰陽之自和也然此指病在一二日愈者言耳如六七日愈者則六經各以主時觧是又陽主晝而陰主夜矣

問曰脉有陰陽何謂也荅曰凡脉浮大滑動數此名陽也脉沉弱濇弦微遲此名陰也

脉有十種陰陽兩分即具五法浮沉是脉體大弱是脉勢滑濇是脉氣動弦是脉形遲數是脉息總是病脉而非平脉也脉有對看法有正看法有反看法有平看法有互看法有徹底看法如有浮即有沉有大

即有弱、有滑即有濇、有數即有遲、合之於病、則浮為在表、沉為在裏、大為有餘、弱為不足、滑為血多、濇為氣少、動為搏陽、弦為搏陰、數為在府、遲為在藏、此對看法也、如浮大滑動數脈氣之有餘者名陽、當知其中有陽勝陰病之機、沉弱濇弦遲脈氣之不足者名陰、當知其中有陰勝陽病之機、此正看法也、夫陰陽之在天地間也、有餘而往、不足隨之、不足而往、有餘從之、知從知隨、氣可與期、故其始為浮為大為滑為動為數、其繼也、反沉反弱反濇反弦反遲者、是陽消陰長之機、其病為進、其始也、為沉為弱為濇為弦為遲、其繼也、微浮微大微滑微動微數者、是陽進陰退之機、其病為欲愈、此不看法也、浮為陽、如更兼大動滑數之陽脈、是為純陽、必陽盛陰虛之病矣、沉為陰、而更兼弱濇弦遲之陰脈、是為重陰、必陰盛陽虛之病矣、此為平看法、如浮而弱、浮而濇、浮而弦、浮而遲者、此陽中有陰、其人陽虛、而陰氣早伏於陽脈中也、將有亡陽之變、當以扶陽為急務矣、如沉而大、沉而滑、沉而動、沉而數者、此陰中有陽、其人陰虛、而陽邪下陷於陰脈中也、將有陰竭之患、當以存陰為深慮矣、此為互看法、如浮大滑動數之脈體、雖不變、然始為有力之強陽終為無力之微陽知陽將絕矣沉弱濇弦遲之脈雖喜變而為陽如忽然暴見浮大滑動數之狀是陰極似陽知反照之不長餘燼之易滅也是謂徹底看法更有真陰真陽之看法所謂陽者胃脘之陽也脈有胃氣是知不死所謂陰者真藏之脈也脈見真藏者死然邪氣之來也緊而疾穀氣之來也徐而和此又不得以遲數定陰陽矣

寸口脈浮為在表沉為在裏數為在府遲為在藏

寸口兼兩手六部而言不專指右寸也上古以三部九候決死生是偏求法以人迎寸口趺陽辨吉凶是

扼要法、自難經獨取寸口、并人迎趺陽、不參矣、然氣口成寸、為脈之大會、死生吉凶繫焉、則內外藏府之診、全賴浮沉遲數、為大綱耳、浮沉是審起伏、遲數是察至數、浮沉之間、遲數寓焉、凡脈之不浮不沉而在中、不遲不數而五至者、謂之平脈、是有胃氣、可以神求、不可以象求也、若一見浮沉遲數之象、斯為病脈矣、浮象在表、應病亦為在表、浮脈雖有裏証、主表其大綱也、沉象在裏、應病亦為在裏、沉脈雖或有表証、主裏其大綱也、數為陽、陽主熱、而數有浮沉、浮數應陽陽脈營其府則主府其大綱也遲為陰陰主寒而遲有浮沉浮遲應表寒沉遲應裡寒雖遲脈多有病在府者然五藏為陰而陰脈營其藏則主藏其大綱也脈狀種種總該括於浮沉遲數然四者之中又以獨浮獨沉獨遲獨數為準則而獨見何部即以何部深求其表裡藏府之所在病無遁情矣

凡陰病見陽脈者生陽病見陰脈者死

起句用凡字是開講法不是承接法此與上文陰陽脈文同而義則異也陽脈指胃氣言所謂二十五陽者是也五藏之陽和發見故生陰脈指真藏言胃脘

之陽不至於手太陰五藏之真陰發見故死要知上
文沉濇弱弦遲是病脈不是死脈其見於陽病最多
若真藏脈至如肝脈中外急心脈堅而搏肺脈大而
浮腎脈之如彈石脾脈之如喙距反見有餘之象豈
可以陽脈名之若以胃脈為遲真陰為數能不悞人
耶
寸脈下不至關為陽絕尺脈上不至關為陰絕此皆不
治決死也若計餘命生死之期期以月節尅之也
陰陽升降以關為界陽生於尺而動於寸陰生於寸
而動於尺陰陽互根之義也寸脈居上而治陽尺脈

生下而治陰上下分司之義也寸脈不至關則陽不生陰是為孤陽陽亦將絕矣尺不至關則陰不生陽是為孤陰陰亦將絕矣要知不至關非脈竟不至是將絕之兆而非竟絕也正示人以可續之機此皆不治言皆因前此失治以至此非言不可治也正欲人急治之意是先一著看法夫上部有脈下部無脈尚有吐法上部無脈下部有脈尚為有根即脈絕不至尚有灸法豈以不至關便為死脈哉看餘命生死句則知治之而有餘命不為月節所尅者多耳此又深一層看法脈以應月每月有節節者月之關也失時

不治、則寸脈不至關者、遇月建之屬陰、必尅陽而死、尺脈不至關者、遇月建之陽支、則尅陰而死、此是決死期之法、若治之得宜、則陰得陽而解、陽得陰而解、陰陽自和而愈矣、

問曰、脈欲知病愈未愈者、何以別之、荅曰、寸口關上尺中三處、大小浮沉遲數同等、雖有寒熱不解者、此脈陰陽為和平、雖劇當愈、

陰陽和平、不是陰陽自和、不過是純陰純陽無駁雜之謂耳、究竟是病脈、是未愈時、寒熱不解之脈、雖劇當愈、非言不治自愈、正使人知此為陰陽偏勝之病

脈陽劇者當治陽陰劇者當治陰必調其陰陽使其和平失此不治反加劇矣

傷寒一日太陽受之脈若靜者為不傳頗欲吐若躁煩脈數急者為傳也

太陽主表故寒邪傷人即太陽先受太陽脈浮若見太陽之浮不兼傷寒之緊即所謂靜也脈靜證亦靜無嘔逆煩躁可知今又有發熱惡寒頭項强痛不須七日衰一日自止者正此不傳之謂也若受寒之日頗有吐意嘔逆之機見矣若見煩躁陽氣重可知矣脈急數陰陽俱緊之互文傳者即內經人傷於寒而

傳為熱之傳乃太陽之氣生熱而傳於表即發於陽者傳七日之謂非太陽與陽明少陽經絡相傳之謂也欲字若字是審其將然脈之數急是診其已然此因脈定證之法也

傷寒二三日陽明少陽證不見者為不傳也

傷寒一日太陽二日陽明三日少陽者是言見症之期非傳經之日也岐伯曰邪中於面則下陽明中於項則下太陽中於頰則下少陽其中膺背兩脇亦中其經蓋太陽經部位最高故一日發陽明經位次之故二日發少陽經位又次之故三日發是氣有高下

病有遠近適其至所為故也夫三陽各受寒邪不必
自太陽始諸家言二陽必自太陽傳來者未審斯義
耳若傷寒二日當陽明病若不見陽明表証是陽明
之熱不傳於表也三日少陽當病不見少陽表証是
少陽之熱不傳於表也

傷寒三日三陽為盡三陰當受邪其人反能食而不嘔
此為三陰不受邪也

受寒三日不見三陽表症是其人陽氣沖和不與寒
爭寒邪亦不得入故三陽盡不受邪也若陰虛而不
能支則三陰受邪氣岐伯曰中於陰者從臂胻始故

三陰各自受寒邪不必陽經傳授所謂太陰四日少陰五日厥陰六日者亦以陰經之高下為見症之期非六經部位以次相傳之日也三陰受邪病為在裡故邪入太陰則腹滿而吐食不下邪入少陰欲吐不吐邪入厥陰飢而不欲食食即吐蚘所以然者邪自陰經入藏藏氣實而不能容則流於府府者胃也入胃則無所復傳故三陰受病已入於府者可下也若胃陽有餘則能食不嘔可預知三陰之不受邪矣蓋三陽皆看陽明之轉旋三陰之不受邪者藉胃為之蔽其外也則胃不特為六經出路而寔為三陰外蔽

矣胃陽盛則寒邪自解胃陽虛則寒邪深入陰經而爲患胃陽亡則水漿不入而死要知三陰受邪關係不在太陽而全在陽明

傷寒六七日無大熱其人躁煩者此爲陽去入陰故也

上文論各經自受寒邪此條是論陽邪自表入裡症也凡傷寒發熱至六七日熱退身涼爲愈此無大熱則微熱尚存若内無煩躁亦可云表解而不了了矣

·傷寒一日即見煩躁是陽氣外發之機六七日乃陰陽自和之際反見煩躁是陽邪内陷之兆陰者指裡而言非指三陰也或入太陽之本而熱結膀胱或入

陽明之本而胃中乾燥或入少陽之本而脇下硬滿或入太陰而暴煩下利或入少陰而口燥舌乾或入厥陰而心中疼熱皆入陰之謂

太陽病頭痛至七日以上自愈者以行其經盡故也若欲再作經者鍼足陽明使經不傳則愈

舊說傷寒日傳一經六日至厥陰七日再傳太陽八日再傳陽明謂之再經自此說行而仲景之堂無門可入矣夫仲景未嘗有日傳一經之說亦未有傳至三陰而尚頭痛者曰頭痛者是未離太陽可知曰行則與傳不全曰其經是指本經而非他經矣發於陽

者七日愈是七日乃太陽一經行盡之期不是六經傳變之日岐伯曰七日太陽病衰頭痛少愈有明證也故不曰傳足陽明而曰欲再作經是太陽過經不解復病陽明而為併病也鍼足陽明之交截其傳路使邪氣不得再入陽明之經則太陽之餘邪亦散非歸併陽明使不犯少陽之謂也

本論傳經之說惟見於此蓋陽明經起於鼻頞旁納太陽之脈故有傳經之義目疼鼻乾是其症也若脚攣急便非太陽傳經矣陽明經出大指端內側太陽經出小指端外側經絡不相連接十二經脈足傳手

手傳足陽傳陰陰傳陽與傷寒之六經先陽後陰先太後少之次第迥別不知太陽傳六經陽明傳少陽之說何據乎細審仲景轉屬轉係併病合病諸條傳經之妄不辨自明矣

風家表解而不了了者十二日愈

不了了者餘邪未除也七日表解後復過一候而五藏元氣始充故十二日精神慧爽而愈此雖舉風家傷寒槩之矣如太陽七日病衰頭痛少愈曰衰曰少皆表解而不了了之謂也六經部位有高下故發病有遲早之不同如陽明二日發八日衰厥陰至六日

發十二日衰則六經皆自七日解而十二日愈矣若
誤治又不在此例
仲景分別六經各經俱有中風傷寒脈症治法叔和
時太陽篇存者多而失者少他經存者少而失者多
陽明篇尚有中風脈症二條少陽經只症一條而不
及脈三陰俱有中風欲愈脈俱無中風脈症以傷寒
論為全書不亦疎乎
右論傷寒診病大畧

太陽脈證

太陽之為病脈浮頭項強痛而惡寒
仲景作論大法六經各立病機一條提揭一經綱領
必擇本經至當之脈症而表章之六經雖各有表症
惟太陽主表故表症表脈獨太陽得其全如脈浮為
在表太陽象三陽其脈氣浮而有力與陽明兼長
大少陽兼弦細三陰之微浮者不侔矣頭項主一身
之表太陽經絡營於頭會於項故頭連項而強痛與
陽明頭項痛少陽頭角痛者少間矣惡寒為病在表
六經雖各惡寒而太陽應寒水之化故惡寒特甚與

陽明二日自止，少陽往来寒熱，三陰之内惡寒者懸殊矣。後凡言太陽病者，以據此條脉症，如脉反沉、頭不痛、項不強、不惡寒，是太陽之變局矣。

仲景立六經總綱法，與内經熱論不同，太陽只重在表症表脈，不重在經絡主病者，諸總綱各立門戸，其意可知。

太陽病，發熱汗出，惡風，脈緩者，名為中風。

風為陽邪，風中太陽，兩陽相搏，而陰氣衰，少陽浮，故熱自發；陰弱，故汗自出。中風惡風，類相感也。風性散漫，脈應其象，故浮而緩。若太陽初受病，便見如此脈

症即可定其名為中風而非傷寒矣如寒風太厲中之重者或汗不出而脈反緊其内症必煩躁與下傷寒之嘔逆有別

太陽病或已發熱或未發熱必惡寒體痛嘔逆脈陰陽俱緊者名曰傷寒

太陽受病當一二日發故有即發熱者或有至二日發者蓋寒邪凝斂熱不遽發非若風邪易於發熱耳然即發熱之遲速則其人所禀陽氣之多寡所傷寒邪之淺深因可知矣然雖有已發未發之不齊而惡寒體痛嘔逆之症陰陽俱緊之脈先見即可斷為太

陽之傷寒而非中風矣惡寒本太陽本症而此復言者別於中風之惡寒也中風因見風而兼惡寒傷寒則無風而更惡寒矣寒邪外束故體痛寒邪內侵故嘔逆寒則令脉緊陰陽指浮沉而言不專指尺寸也然天寒不甚而傷之輕者亦有身不疼脉浮緩者矣

太陽病發熱而渴不惡寒者為温病

太陽病而渴是兼少陰矣然太少兩感者必惡寒而且煩滿今不煩滿則不渉少陰反不惡寒則非傷寒而為温病矣温病内外皆熱所以別於中風傷寒之惡寒發熱也此條不是發明内經冬傷於寒春必病

温之義乃緊言太陽温病之症如此若以春温釋之
失仲景之旨矣夫太陽一經四時俱能受病不必於
冬人之温病不必因於傷寒且四時俱能病温不必
於春推而廣之則六經俱有温病非獨太陽一經也

發汗已身灼熱者名曰風温

此正與内經伏寒病温不同處太陽中暑亦有因於
傷寒者雖渴而仍惡寒太陽温病反不惡寒而渴者
是病根不因於寒而因於風發熱者病爲在表法當
汗解然不惡寒則非麻黄桂枝所宜矣風與温相搏
發汗不如法風去而熱反熾灼熱者兩陽相熏灼轉

屬陽明之兆也、

太陽病、關節疼痛而煩、脈沉而細者、此名濕痺、

上條不惡寒是太陽變症、此條脈沉細、是太陽變脈、渴是少陰症、沉細是少陰脈、太陽少陰為表裡、故脉症相似也、然濕自內發、與外感不同、濕傷於下、與傷上者不同、故同為太陽受病、而脈症與總綱異耳、濕流骨節、故疼痛、太陽之氣不宣、故煩、濕氣痺閉而不行、故脈應其象而沉細、太陽之脈、從風則緩、從寒則緊、從濕則細、傷上則浮、傷下則沉、當因症而合脈、勿據脈而斷症、如病發熱頭疼、脈當浮反沉、是表症得

裡脈，故謂之反。如發汗多因致痙而沈細，與夏月中暑而弦細芤遲，皆因症而然，不得槩謂之反。

太陽病欲解時，從巳至未上。

巳午為陽中之陽，故太陽主之。至未上者，陽過其度也。人身陰陽上合於天，天氣至太陽之時，人身太陽之病得藉其王氣而解。此天人感應之理也。

欲自解者，必當先煩，乃有汗而解。何以知之？脈浮，故知汗出解也。

欲自解，便寓不可妄治意。諸經皆有煩，而太陽更甚，故有發煩、反煩、更煩、復煩、內煩等症。蓋煩為陽邪內擾汗爲陽氣外發浮爲陽盛之脈脈浮則陽自内發故可必其先煩見其煩必當待其有汗勿遽妄投湯劑也汗出則陽勝而寒邪自解矣若煩而不得汗或汗而不解則審脈定症麻黄桂枝青龍隨所施而恰當矣

太陽病不解脈陰陽俱停必先振慄汗出而解但陽脈微者先汗出而解但陰脈微者下之而解若欲下之宜調胃承氣湯

言未解便有當解意停者相等之謂陽脈微二句承上之詞不得作三段看太陽病陽浮而陰弱是陽強

也今陽脈微即是陰陽俱停病雖未解已是調和之
脈其解可知矣脈但浮者爲陽盛必先煩而有汗陽
脈微者爲陽虛必先振慄而汗出振慄是陰津内發
之兆汗出是陽氣外發之徵也此陰陽自和而愈可
勿藥矣但陰脈微而陽脈仍浮陽氣重可知與風寒
初中之脈雖同而熱久汗多津液内竭不得更行桂
枝湯亦不得執太陽禁下之定法矣表病亦有因裡
寔而不解者須下之而表自解若欲下之有躊躇顧
慮之意宜者審定之詞以其胃不調而氣不承故宜
之

此條是桂枝湯變局陽已微須其自汗陽尚存當知調胃以太陽汗多恐轉屬陽明

太陽病下之而不愈因復發汗此表裏俱虛其人因致冒冒家汗出自愈所以然者汗出表和故也得裏未和然後復下之

太陽病只得個表不和初無下症其裏不和多由汗下倒施而得也表裏俱虛指妄汗下亡津液言其陽邪仍寔故表裏不解冒者如有物蒙蔽之狀是欲汗之兆也因妄下後陽氣怫鬱在表汗不得遽出耳待汗出冒自解然但得個表和其津液兩虛陽已寔於

裡故裡仍未和裡症既得然後下之此雖復下治不為逆矣

問曰病有戰而汗出因得解者何也荅曰脈浮而緊按之反芤此為本虚故當戰而汗出也其人本虚是以發戰以脈浮故當汗出而解若脈浮而數按之不芤此人本不虚若欲自解但汗出耳不發戰也

戰即振慄之謂治病必求其本本者其人平日稟氣之虚實緊者急也與數同而有別蓋有虚實之分焉又必按之芤不芤而虚實之真假畢定

問曰病有不戰不汗出而解者何也荅曰其脈自微此

以曾經發汗、若吐、若下、若亡血、以內無津液、此陰陽自和必自愈、故不戰不汗出而解也、

內無津液、安能作汗、戰由汗發、無汗故不戰也、復用此字、須著眼、妄治之後、內無津液、陰陽豈能自和、必當調其陰陽、不然脈微則為亡陽、將轉成陰症矣、

問曰、傷寒三日、脈浮數而微、病人身涼和者、何也、答曰、此為欲解也、解以夜半、脈浮而解者、濈然汗出也、脈數而解者、必能食也、脈微而解者、必不汗出也、

脈而浮數、今三日而轉微、身初發熱、今三日而身涼、即傷寒三日、少陽脈小、為欲愈之義也、此傷寒本輕、

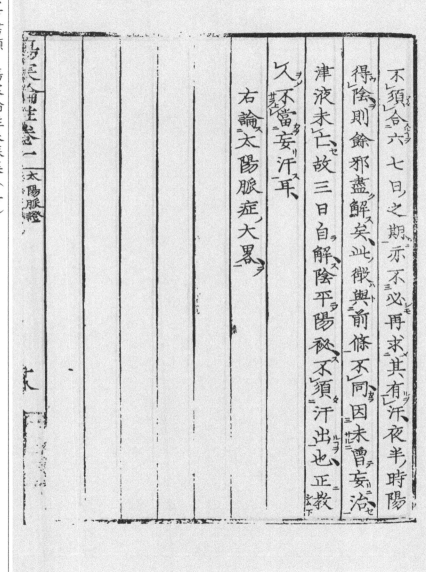

不須合六七日之期亦不必再求其有汗夜半時陽得陰則餘邪盡解矣此微與前條不同因未曾妄治津液未亡故三日自解陰平陽秘不須汗出也正教人不當妄汗耳

右論太陽脉症大畧

桂枝湯證上

太陽病、頭痛發熱、汗出惡風者、桂枝湯主之。

此條是桂枝本證、辨症爲主、合此症即用此湯、不必問其爲傷寒中風雜病也、今人鑿分風寒、不知辨症、故仲景佳方置之疑窟、四症中頭痛是太陽本症、頭痛發熱惡風與麻黄症同、本方重在汗出、汗不出者、便非桂枝症。

太陽病、外証未解、脈浮弱者、當以汗解、宜桂枝湯。

此條是桂枝本脈、明脈爲主、今人辨脈不明、故於症不合、傷寒中風雜病皆有外証、太陽主表、表症咸統

於太陽、然必脈浮弱者、可用此解外、如但浮不弱或
浮而緊者、便是麻黃症、要知本方只主外症之虛者
太陽中風、陽浮而陰弱、陽浮者熱自發、陰弱者汗自出、
嗇嗇惡寒、淅淅惡風、翕翕發熱、鼻鳴乾嘔者、桂枝湯主
之、
此太陽中風之桂枝症、非謂凡此中風者便當主桂
枝也、前條脈症是槩風寒雜病而言、此條加中風二
字、其脈其症悉呈風象矣、上條言脈浮而弱者、是弱
從浮見、此陽浮者、浮而有力、此名陽也、風為陽邪、此
浮為風脈、陽盛則陰虛、沉按之而弱、陽浮者、因風中

於衛兩陽相搏故熱自發是衛強也陽弱者因風中於營血脉不寧故汗自出是營弱也兩自字便見風邪之迅發嗇嗇欲閉之狀淅淅欲開之狀翕翕難開難閉之狀雖風寒熱三氣交呈於皮毛而動象是中風所由然也風之體在動風之用在聲風自皮毛入肺自肺出鼻鼻息不和則鳴此聲之見於外者然也風淫於內木動土虛胃氣不和故嘔而無物此聲之出於內者然也乾嘔是風侵胃府鼻鳴是風襲陽明而稱太陽者以頭項強痛故耳亦以見太陽爲三陽陽過其度矣

太陽病、初服桂枝湯、反煩不解者、先刺風池風府、却與桂枝湯則愈、

前條治中風之始、此條治中風之變、桂枝湯煮取三升、初服者、先服一升也、却與者、盡其二升也、熱鬱於心胸者、謂之煩、發於皮肉者、謂之熱、麻黃症、發熱無汗、熱全在表、桂枝症、發熱汗出、便見内煩、服湯反煩、而外熱不解、非桂枝湯不當用也、以外感之風邪重、内之陽氣亦重耳、風邪本自項入、必刺風池風府、疏通來路、以出其邪、仍與桂枝湯、以和營衛、内經曰、表裡刺之、服之飲湯、此法是矣、

太陽病發熱汗出者此為營弱衛強故使汗出欲救邪風者宜桂枝湯主之

此釋中風汗出之義見桂枝湯為調和營衛而設營者陰也衛者陽也陰弱不能藏陽強不能密故汗出

形作傷寒其脈不弦緊而弱弱者必渴被火者必譫語弱者發熱脈浮解之當汗出而愈

形作傷寒見惡寒體痛嘔逆脈當弦緊而反浮弱其本虛可知此東垣所云勞倦內傷症也夫脈弱者陰不足陽氣陷於陰分必渴渴者液虛故也若以惡寒而用火攻津液亡必胃實而譫語然脈雖弱而發熱

身痛不休，宜消息和解其外，諒非麻黃所宜，必桂枝湯啜熱稀粥，汗出則愈矣。此為夾虛傷寒之症。

傷寒發汗解，半日許復煩，脈浮數者，可更發汗，宜桂枝湯。

前條解傷寒之初，此條輯傷寒之後；前條因虛寒，此條因餘熱。衛解而營未解，故用桂枝更汗也。可知桂枝湯主風傷衛、治風而不治寒之謬矣。浮弱是桂枝脈，浮數是麻黃脈。仲景見麻黃脈症即用麻黃湯，見桂枝脈症便用桂枝湯。此不更進麻黃而却與桂枝者，蓋發汗而解，則麻黃症已罷；脈浮數者，因內煩而然不得仍認麻黃湯脈矣麻黃湯純陽之劑不可以治煩桂枝湯內配芍藥襄安營氣正以治煩也且此煩因汗後所致若再用麻黃發汗汗從何來必用啜熱粥法始得汗桂枝湯本治煩服桂枝湯後外熱不解而內熱更甚彼曰反煩麻黃症本不煩服湯汗出外熱初解而內熱又發故曰復煩凡曰麻黃湯主之桂枝湯主之者定法也服桂枝不解仍與桂枝汗解後復煩更用桂枝者活法也服麻黃復煩者可更用桂枝用桂枝復煩者不得更用麻黃且麻黃脈症但可用桂枝更汗不可先用桂枝發汗此又活法中定

法矣。前二條論治中風，此二條論治傷寒，後二條論治雜病，見桂枝方之大用如此。

病人藏無他病，時發熱自汗出而不愈者，此衛氣不和也。先其時發汗則愈，宜桂枝湯主之。

藏無他病，知病只在形軀，發熱有時，則汗出亦有時，不若外感者發熱汗出不休也。內經曰：陰虛者陽必湊之，故時熱汗出耳。未發熱時，陽猶在衛，用桂枝湯啜稀熱粥，先發其汗，使陰出之陽，穀氣內充，而衛陽不復陷，是迎而奪之，令精勝而邪却也。

病常自汗出者，此為營氣和，營氣和者，外不諧，以衛氣

不共營氣和諧故耳營行脉中衛行脉外復發其汗營衛和則愈宜桂枝湯

發熱時汗便出者其營氣不足因陽邪下陷陰不勝陽故汗自出也此無熱而常自汗者其營氣本足因陽氣不固不能衛外故汗自出當乘其汗正出時用桂枝湯啜稀熱粥是陽不足者溫之以氣食入於陰氣長於陽也陽氣普徧便能衛外而爲固汗不復出矣和者平也諧者合也不和見衛強不諧見營弱弱則不能合強則不能密皆令自汗但以有熱無熱別之以時出常出辨之總以桂枝湯啜熱粥汗之

上條發熱汗出便可用桂枝湯見不必頭痛惡風俱備此只自汗一症即不發熱者亦用之更見桂枝方於自汗為親切耳

太陽病外症未解不可下也下之為逆欲解外者宜桂枝湯

外症初起有麻黄桂枝之分如當解未解時惟桂枝湯可用故桂枝湯為傷寒中風雜病解外之總方凡脈浮弱汗自出而表不解者咸得而主之也即陽明病脈遲汗出多者宜之太陰病脈浮者亦宜之則知諸經外症之虛者咸得同太陽未解之治法又可見

桂枝湯不專爲太陽用矣

太陽病先發汗不解而復下之脉浮者不愈浮爲在外當須解外則愈宜桂枝湯

誤下後而脈仍浮可知表症未解陽邪未陷只宜桂枝湯解外勿以脈浮仍用麻黄湯也下後仍可用桂枝湯乃見桂枝方之力量矣

太陽病下之其氣上衝者可與桂枝湯用前法若不上衝者不得與之

氣上衝者陽氣有餘也故外雖不解亦不内陷仍與桂枝湯汗之上衝者因而外解矣○上條論下後未

觧脈。此條論下後未觧症。互相發明。更進桂枝之義。

○用前法。是啜稀熱粥法。與後文依前法如前法同。若謂湯中加下藥大謬。

傷寒醫下之。續得下利清穀不止。身疼痛者。急當救裏。後清便自調。身體痛者。急當救表。救裏宜四逆湯。救表宜桂枝湯。

寒邪在表。而妄下之。移寒於脾。下利不止。繼見完穀。胃陽已亡矣。身疼未除。是表裏皆困。然猶幸此表邪之未除。裏邪有可救之機。凡病從外來。當先觧外。此裏症既急。當舍表而救裏。四逆湯自不容緩。裏症既

差表症仍在救表亦不容緩矣身疼本麻黃症而下
利清穀其腠理之疎可知必桂枝湯和營衛而痛自
解故不曰攻而仍曰救救表仍合和中也溫中之後
仍可用桂枝湯其神乎神矣
下利腹脹滿身體疼痛者先溫其裏乃攻其表溫裏宜
四逆湯攻表宜桂枝湯
下利而腹尚脹滿其中即伏清穀之機先溫其裏不
待其急而始救也裏和而表不解可專治其表故不
曰救而仍曰攻
吐利止而身痛不休者當消息和解其外宜桂枝湯小

和之

吐利是藏府不和非桂枝湯所治止後而身痛不休是營衛不和非麻黄湯所宜和解其外惟有桂枝一法消息其宜更有小與之法也蓋脈浮數身疼痛本麻黄之任而在汗下後則反屬桂枝是又桂枝之變脈變症而非復麻黄之本症本脈矣

傷寒大下後復發汗心下痞惡寒者表未解也不可攻痞當先解表表解乃可攻痞解表宜桂枝湯攻痞宜大黄黄連瀉心湯

心下痞是誤下後裡症惡寒是汗後未解症裡寔

虚、内外俱病、皆因汗下倒施所致。表裏交持、仍當遵先表後裏。先汗後下、正法。蓋惡寒之表、甚於身疼。心下之痞、輕於清穀。與救急之法不同。

此四條、是有表裏症、非桂枝本病、亦非桂枝壞病。仲景治有表裏症、有兩解表裏者、有只解表而裏自和者、有只和裏而表自解者、與此先救裏後救表、先解表後攻裏、遂成五法。

傷寒不大便六七日、頭痛有熱者、與承氣湯。其大便圊者、知不在裏、仍在表也。當須發汗。若頭痛者、必衂。宜桂枝湯。

此辨太陽陽明之法也太陽主表頭痛為主陽明主裡不大便為主然陽明亦有頭痛者濁氣上沖也太陽亦有不大便者陽氣太重也六七日是觧病之期七日来仍不大便病為在裡則頭痛身熱屬陽明外不觧由於内不通也下之裡和而表自觧矣若大便自去則頭痛身熱病為在表仍是太陽宜桂枝汗之若汗後熱退而頭痛不除陽邪盛於陽位也陽絡受傷故知必衂衂乃觧矣○本條當有汗出症故合用桂枝承氣有熱當作身熱大便圊從宋本訂正恰合不大便句見他本作小便清者謬宜桂枝句直接發

汗來不是用桂枝止衂亦非用在已衂後也讀者勿

以詞害義可耳

太陽病得之八九日如瘧狀發熱惡寒熱多寒少其人

不嘔圊便欲自可一日二三度發脈微緩者為欲愈也

脈微而惡寒者此陰陽俱虛不可更發汗更吐更下也

面色反有熱色者未欲解也以其不得小汗出身必痒

宜桂枝麻黄合半湯

八九日是當解未解之時寒熱如瘧是虛實互有之

症太陽以陽為主熱多寒少是主勝客負有將解之

兆矣若其人不嘔是胃無邪圊便是胃不實脈微緩

是有胃氣應不轉屬陽明一日二三度發是邪無可容之地正勝邪却可弗藥也若其人熱雖多而脈甚微無和緩之意是陰弱而發熱寒雖少而惡之更甚是陽虛而惡寒陰陽俱虛當調其陰陽勿妄治以虛其虛也若其人熱多寒少而面色緣緣正赤者是陽氣怫鬱在表不得越當汗不汗其身必痒八九日来正氣已虛表邪未解不可發汗又不可不汗故立此法

諸本俱是各半今依宋本

太陽病發熱惡寒熱多寒少脈微弱者此無陽也不可

發汗宜桂枝二越婢一湯

本論無越婢症亦無越婢方不知何所取義竊謂其二字必誤也

此熱多是指發熱不是內熱無陽是陽已虛而陰不虛不煩不躁何得妄用石膏觀麻黃桂枝合半桂枝二麻黃一二方皆當汗之症此言不可發汗何得妄用麻黃凡讀古人書須傳信闕疑不可文飾況為性命所關者乎且此等脈症最多無陽不可發汗便是仲景法旨柴胡桂枝湯乃是仲景佳方若不頭項强痛並不須合桂枝矣讀書無目至於病人無命愚故

表而出之

傷寒六七日發熱微惡寒肢節煩疼微嘔心下支結外症未去者柴胡桂枝湯主之

微惡寒便是寒少煩疼只在四肢骨節間此身疼腰痛稍輕此外症將解而未去之時也微嘔是喜嘔之兆支結是痞滿之始即陽微結之謂是半在表半在裡也外症微故取桂枝之半内症微故取柴胡之半雖不及脈而微弱可知發熱而煩則熱多可知仲景製此輕劑以和解便見無陽不可發汗用麻黃石羔之謬矣

桂枝湯

桂枝二兩去粗皮　芍藥二兩　甘草二兩炙

生姜一兩　大棗十二枚

右以水七升微火煮取三升去滓適寒溫服一升服已須臾啜熱稀粥一升以助藥力

此為仲景群方之冠乃滋陰和陽調和營衛解肌發汗之總方也桂枝赤色通心溫能扶陽散寒甘能益氣生血辛能解散風邪內輔君主發心液而為汗故麻葛青龍凡發汗禦寒咸賴之惟桂枝湯不用麻黃麻黃湯不可無桂枝也本方皆辛甘發散惟芍藥之

酸苦微寒能益陰斂血内和營氣故能發汗而止汗
先輩言無汗不得服桂枝湯正以中有芍藥能止汗
也芍藥之功本在止煩煩止汗亦止故反煩更煩與
心悸而煩者咸賴之若倍加芍藥即建中之劑非發
汗之劑矣是方用桂枝發汗即用芍藥止汗生姜之
辛佐桂以解肌大棗之甘助芍以和裡陰陽表裡並
行而不悖是剛柔相濟以為和也甘草甘平有安内
攘外之能用以調和氣血者即以調和表裡且以調
和諸藥矣而精義又在啜熱稀粥蓋穀氣内充則外
邪不復入餘邪不復留方之妙用又如此故用之發

汗不至於亡陽用之止汗不至於貽患今醫凡遇發熱不論虛實便禁穀食是何知仲景之心法而有七方之精義者哉

温覆令一時許遍身漐漐微似有汗者益佳不可令如水流漓病必不除若一服汗出病差停後服不必盡劑

汗已遍身則邪從汗解此汗生於穀正所以調和營衛濡腠理充肌肉澤皮毛者也令如水流漓使陰不藏精精不勝則邪不却故病不除世醫只知大發其汗即芍藥亦不敢用汗後再汗豈不誤人

若不汗更服依前法又不汗後服小促其間半日許令

三服盡

前自汗乃衛中邪汗服湯後反無汗是衛分之邪汗已盡但穀氣未充精氣未敷於營分耳依前法便精勝而邪却藥勢促則病除矣

若病重者一日一夜服周時觀之服一劑盡病症猶在者更作服若汗不出乃服至二三劑

言病重者藥必倍之一日一夜當作二服病在即促後服勿使間斷便服至三劑無妨蓋桂枝湯是調和營衛與麻黄湯專於發表不同故可重湯疊劑以汗之不必慮其亡陽也若施之他方則誤矣

禁生冷粘滑肉麪五辛酒酪臭惡等物

凡服藥便當禁此因桂枝為首方故錄其後○每見病家禁其穀味反與麥飲豈非大悖

桂枝本為解肌若其人脈浮緊發熱汗不出者不可與也當須識此勿令誤也

解肌者解肌肉之汗也皮膚之汗自出故不用麻黃若脈浮緊是麻黃湯脈汗不出是麻黃湯症桂枝湯無麻黃開腠理而泄皮膚有芍藥斂陰津而制辛熱恐邪氣凝結不能外解勢必內攻為害滋大耳故叮嚀告戒如此

桂枝之去其皮，去其粗皮也，正合解肌之義。昧者有去肌取骨之可矣。

酒客病，不可與桂枝湯，得湯則嘔，以酒客不喜甘故也。

平素好酒，濕熱在中，故得甘必嘔。仲景用方愼重如此，言外當知有葛根連芩以解肌之法矣。

凡服桂枝湯吐者，其後必吐膿血也。

桂枝湯不特酒客當禁，凡熱淫于內者，用甘溫辛熱以助其陽，不能解肌，反能湧越，熱勢所過，致傷陽絡，則吐膿血可必也。所謂桂枝下咽，陽盛則斃者，以此。

右論桂枝湯十六條，憑脈辨症，詳且悉矣。方後更制複方大詳服法示人以當用詳藥禁方示人以不當用仲景苦心如此讀者須知其因脈症而立方不特為傷寒中風設亦不拘於一經故有桂枝症柴胡症等語

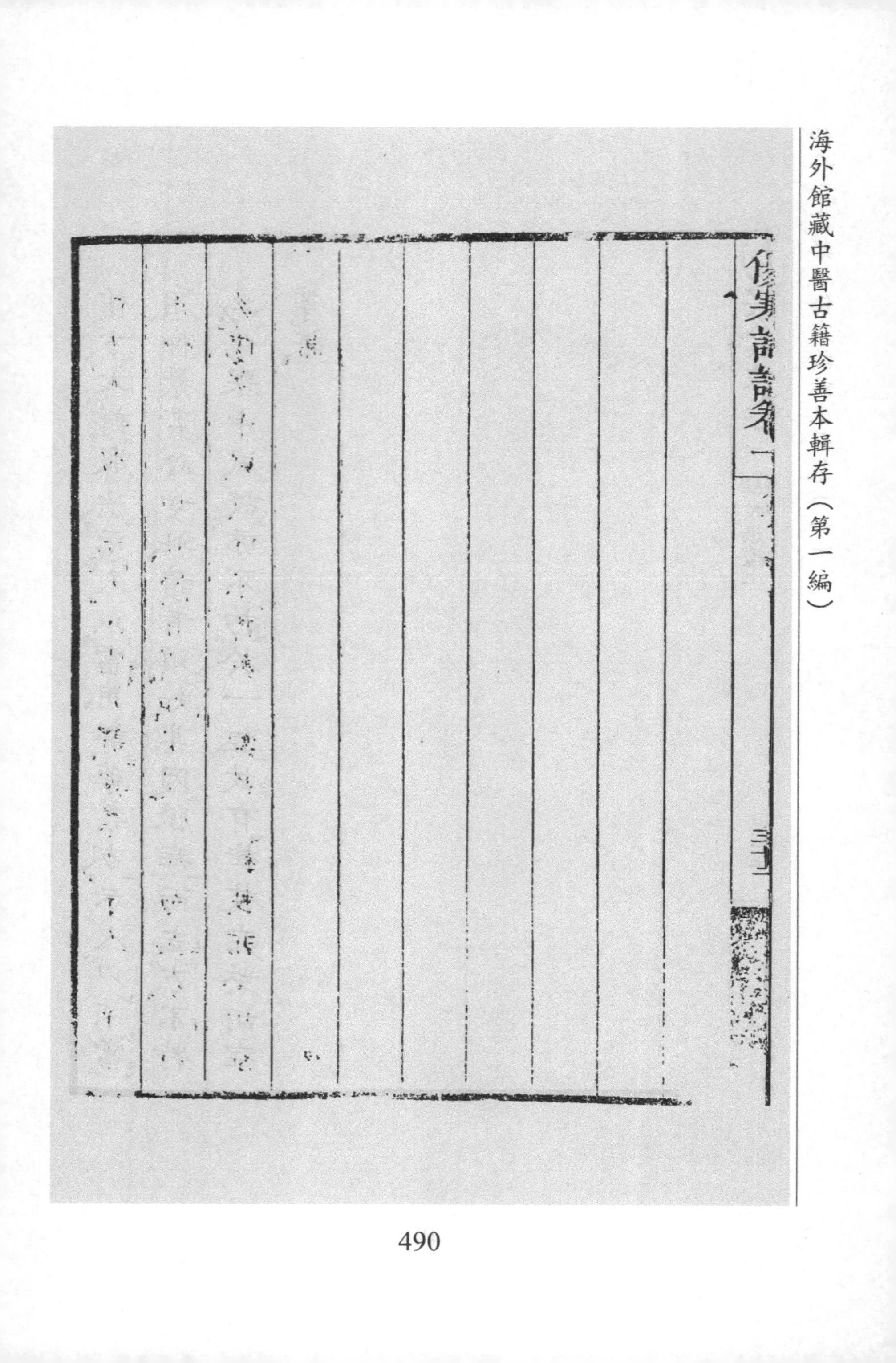

桂枝湯證下

太陽病三日、已發汗、若吐、若下、若溫鍼、仍不解者、此為壞病、桂枝不可與也、觀其脈症、知犯何逆、隨症治之

內經曰、未滿三日者、可汗而已、汗不解者、須當更汗、吐下溫鍼之法、非太陽所宜、而三日中亦非吐下之時也、治之不當、故病仍不解、壞病者、即變症也、若誤汗則有遂漏不止、心下悸、臍下悸等症、妄吐則有飢不能食、朝食暮吐、不欲近衣等症、妄下則有結胸痞硬協熱下利、腹滿清穀等症、火逆則有發黃圊血亡陽奔豚等症、是桂枝症已罷、故不可更行桂枝湯也、

桂枝以五味成方減一增一便非桂枝湯非謂桂枝
竟不可用下文皆隨証治逆法
服桂枝湯大汗出脈洪大者與桂枝湯如前法若形如
瘧日再發者汗出必解宜桂枝二麻黄一湯
服桂枝湯取微似有汗者佳若大汗出病必不除矣
然服桂枝後大汗仍可用之更汗非若麻黄之不可
復用也即大汗出後脈洪大大煩渴是陽邪内陷不
是汗多亡陽此大汗未止内不煩渴是病猶在表桂
枝症未罷當仍與之乘其勢而更汗之汗自漐漐邪
不留矣是法也可以發汗汗生于穀也即可以止汗

精勝而邪却也若不用此法使風寒乘汗客于玄府必復惡寒發熱如瘧狀然瘧發作有時日不再發此則風氣留其處故日再發耳必倍加桂枝以解肌少與麻黃以開表所謂奇之不去則偶之也此又服桂枝後少加麻黃之一法

太陽病發汗遂漏不止其人惡風小便難四肢微急難以屈伸者桂枝加附子湯主之

太陽固當汗若不取微似有汗而發之太過陽氣無所止息而汗出不止矣汗多亡陽玄府不閉風乘虛入故復惡風汗多于表津弱于裡故小便難四肢者

諸陽之本陽氣者精則養神柔則養筋開闔不得寒氣從之故筋急而屈伸不利也此離中陽虛不能攝水當用桂枝以補心陽陽密則漏汗自止矣坎中陽虛不能行水必加附子以回腎陽陽歸則小便自利矣內外調和則惡風自罷而手足便利矣

漏不止與大汗出同若無他變症仍與桂枝湯若形如瘧是玄府反閉故加麻黃此玄府不閉故加附子若大汗出後而大煩渴是陽陷于內急當滋陰故用白虎加人參湯此漏不止而小便難四肢不利是陽亡于外急當扶陽此發汗雖不言何物其為麻黃湯

人參冒氣未傷不須白朮胃中不寒故不用乾姜此温厚和平之劑

發汗病不解反惡寒者虛故也芍藥甘草附子湯主之

發汗後反惡寒裡虛也表雖不解急當救裡若反與桂枝攻表此誤也故于桂枝湯去桂姜棗加附子以温經散寒助芍藥甘草以和中耳

脚攣急與芍藥甘草湯本治陰虛此陰陽俱虛故加附子皆仲景治裡不治表之義

發汗過多其人叉手自冒心心下悸欲得按者桂枝甘草湯主之

汗多則心液虛心氣餒故悸又手自冒則外有所衛得按則內有所憑則望之而知其虛矣桂枝為君獨任甘草為佐去姜之辛散棗之泥滯并不用芍藥不藉其酸收且不欲其苦泄甘溫相得氣血和而悸自平與心中煩心下有水氣而悸者迥別

發汗後其人臍下悸欲作奔豚茯苓桂枝甘草大棗湯主之

心下悸欲按者心氣虛臍下悸者腎水乘火而上尅豚為水畜奔則昂首疾馳酷肖水勢上干之象然水勢尚在下焦欲作奔豚尚未發也當先其時而治之

茯苓以伐腎邪桂枝以保心氣甘草大棗培土以制水甘瀾水狀似奔豚而性則柔弱故名勞水用以先煮茯苓取其下伐腎邪一惟趨下也本方取味皆下以畏其泛耳

服桂枝湯或下之仍頭項強痛翕翕發熱無汗心下滿微痛小便不利者桂枝去桂加茯苓白朮湯主之小便利則愈

汗出不徹而遽下之心下之水氣凝結故反無汗而外不解心下滿而微痛也然病根在心下而病機在膀胱若小便利病為在表仍當發汗如小便不利病

為在裏是太陽之本病而非桂枝症未罷也故去桂
枝而君以苓朮則姜芍即散邪行水之法佐甘棗效
培土利水之功此水結中焦只可利而不可散所以
與小青龍五苓散不同法但得膀胱水去而太陽表
裏症悉除所謂治病必求其本也

太陽病二三日不得臥但欲起心下必結脈微弱者此
本有寒分也反下之若利止必作結胸未止者四日復
下之此作協熱利

不得臥但欲起在二三日似乎與陽明併病必心下
有結故作此狀然結而不硬脈微弱而不浮大此其

人素有久寒宿飲結于心下非亡津液而胃家寔也與小青龍以逐水氣而反下之表寔裡虛當利不止若利自止者是太陽之熱入與心下之水氣交持不散必作結胸矣若利未止者裡既已虛表尚未解宜葛根湯五苓散輩醫以心下結為病不盡而復下之表熱裡寒不解此協熱利所由來也

太陽病外症未除而數下之遂協熱而利利下不止心下痞硬表裡不解者桂枝人參湯主之

上條論協熱之因此明下利之治也外熱未除是表不解利下不止是裡不解此之謂有表裡症然病根

在心下非辛熱何能化痞而軟硬非甘温無以止利
而解表故用桂枝甘草爲君佐以乾姜參朮先煎四
物後內桂枝使和中之力饒而解肌之氣鋭于以奏
雙解表裡之功又一新加法也

太陽病桂枝證醫反下之利遂不止脉促者表未解也
喘而汗出者葛根黃連黄芩湯主之

桂枝症上復冠太陽見諸經皆有桂枝症是桂枝不
獨爲太陽設矣葛根豈獨爲陽明藥乎桂枝症脉本
弱誤下後而反促者陽氣重故也邪束於表陽擾於
內故喘而汗出利遂不止者所謂暴注下迫皆屬於

熱與脈弱而協熱下利不同此微熱在表而大熱入裡固非桂枝芍藥所能和厚朴杏仁所宜加矣故君葛根之輕清以解肌佐連芩之苦寒以清裡甘草之甘平以和中喘自除而利自止脈自舒而表自解與補中逐邪之法迥別○上條脈症是陽虛此條脈症是陽盛上條表熱裡寒此條表裡俱熱上條表裡俱虛此條表裡俱寔同一協熱利同是表裡不解而寒熱虛寔攻補不同補中亦能解表亦能除痞寒中亦能解表亦能止利神化極矣

太陽病下之後脈促胸滿者桂枝去芍藥湯主之若微

惡寒者去芍藥方中加附子湯主之

促為陽脈胸滿為陽症然陽盛則促陽虛亦促陽盛則胸滿陽虛亦胸滿此下後脈促而不汗出胸滿而不喘非陽盛也是寒邪內結將作結胸之脈桂枝湯陽中有陰去芍藥之酸寒則陰氣流行而邪自不結即扶陽之劑矣若微惡寒則陰氣凝聚恐姜桂之力不能散必加附子之辛熱仲景於桂枝湯一加一減遂成三法

太陽病下之微喘者表未解故也桂枝加厚朴杏仁湯主之喘家作桂枝湯加厚朴杏仁佳

喘為麻黄症治喘者功在杏仁此妄下後表雖不解腠理已疎故不宜麻黄而宜桂枝桂枝湯中有芍藥若但加杏仁喘雖微恐不勝任復加厚朴以佐之喘隨汗解矣

本太陽病醫反下之因而腹滿時痛者屬太陰也桂枝加芍藥湯主之大寔痛者桂枝加大黄湯主之

腹滿時痛因於下後是陽邪轉屬非太陰本病表症未罷故仍用桂枝湯解外滿痛既見故倍加芍藥以和裡此病本於陽故用陰以和陽若因下後而腹大寔痛是太陽轉屬陽明而胃寔尚未離乎太陽此之

謂有表裡症仍用桂枝湯加大黃以除寒痛此雙解表裡法也凡妄下必傷胃氣胃氣虛則陽邪襲陰故轉屬太陰胃氣寒則兩陽相搏故轉屬陽明太陰則滿痛不寒陰道虛也陽明則大寒而痛陽道寒也滿而時痛下利之兆大寒而痛是燥屎之徵桂枝加芍藥即建中之方桂枝加大黃即調胃之劑

傷寒若吐若下後心下逆滿氣上衝胸起則頭眩脈沉緊發汗則動經身為振振搖者茯苓桂枝白朮甘草湯主之

傷寒初起正當發表吐下非法也然吐下後不轉屬

太陰而心下逆滿氣上衝胸陽氣内擾也起則頭眩表陽虛也若脈浮者可與桂枝湯如前法今脈沉緊是為在裏反發汗以攻表經絡更虛故一身振搖也夫諸緊為寒而指下須當深辨浮沉俱緊者傷寒初起之本脈也浮緊而沉不緊者中風脈也若下後結胸熱實而脈沉緊便不得謂之裏寒此吐下後而氣上衝者更非裏寒之脈矣蓋緊者弦之別名弦如弓弦言緊之體緊如轉索謂弦之用故弦緊二字可以並稱亦可互見浮而緊者名弦是風邪外傷此沉緊之弦是木邪内發觀厥陰為病氣上撞心正可為此

症，發明也。吐下後，胃中空虛，木邪為患，故君茯苓以清胸中之肺氣，而治節出，用桂枝散心下之逆滿，而君主安，白朮培既傷之胃土，而元氣復，佐甘草以調和氣血，而營衛以行，頭自不眩，身自不搖矣。若遇粗工，鮮不認為真武症。

燒鍼令其汗，鍼處被寒，核起而赤者，必發奔豚，氣從小腹上衝心者，灸其核上各一壯，與桂枝加桂湯。

寒氣不能外散，發為赤核，是奔豚之兆也。從小腹衝心，是奔豚之氣象也。此陽氣不舒，陰氣反勝，必灸其核，以散寒邪，服桂枝以補心氣，更加桂者，不特益火之陽且以制木邪而逐水氣耳○前條發汗後臍下悸是水邪欲乘虛而犯心故君茯苓以正治之則奔豚自不發此表寒未解而小腹氣冲是木邪挾水氣以凌心故于桂枝湯倍加桂以平肝氣而奔豚自除前在裡而未發此在表而已發故治有不同

傷寒脉浮醫以火迫刼之亡陽必驚狂起卧不安者桂枝去芍藥加蜀漆龍骨牡蛎救逆湯主之

傷寒者寒傷君主之陽也以火迫刼汗并亡離中之陰此為火逆矣妄汗亡陰而曰亡陽者心為陽中之太陽故心之液為陽之汗也驚狂者神明擾亂也陰

不藏精驚發於內陽不能固狂發於外起臥不安者
起則狂臥則驚也凡發熱自汗者是心液不收桂枝
方用芍藥是酸以收之也此因迫汗津液既亡無液
可斂故去芍藥加龍骨者取其鹹以補心重以鎮怯
濇以固脫故曰救逆也且去芍藥之酸則肝家得辛
甘之補加牡蛎之鹹腎家有既濟之力此虛則補母
之法又五行承制之妙理也蜀漆不見本草未詳何
物說云常山苗則謬

火逆下之因燒鍼煩躁者桂枝甘草龍骨牡蛎湯主之

三番誤治陰陽俱虛竭矣煩躁者驚狂之漸起臥不

安之象也。急用此方以安神救逆。

○右論桂枝壞病十八條。凡壞病不屬桂枝者，見各症中。

○桂枝症附方

桂枝二麻黃一湯

本桂枝湯二分、麻黃湯一分，合為二升，分再服。後人合一方，失仲景異道同歸之活法。

白虎加人參湯

石羔一斤，碎　甘草二兩，炙　粳米六合

人參三兩

以水一斗、煮米熟湯成去滓、溫服一升、日三服

桂枝加附子湯

本方、加附子一枚、炮去皮、破八片、煎服、不須啜粥

桂枝去芍藥生姜新加人參湯

本方、去芍藥生姜、加人參三兩、

芍藥甘草附子湯

芍藥　甘草炙、各二兩　附子一枚、炮去皮、破八片、

水五升、煮一升五合、分溫三服、

桂枝甘草湯

桂枝四兩、去皮　甘草二兩、炙

水二升、煮一升、頓服。

茯苓桂枝甘草大棗湯

茯苓半斤　桂枝四兩去皮　甘草二兩

大棗十二枚

以甘瀾水一斗、先煮茯苓、減二升、内諸藥、煮三升、温服一升、日三服。

桂枝去桂加茯苓白朮湯

芍藥　生姜　白朮

茯苓各三兩　甘草二兩炙　大棗十二枚

水八升、煮三升、温服一升、

桂枝人參湯

桂枝四兩　人參四兩　甘草四兩、炙

白朮三兩　乾姜五兩

以水九升、先ツ煮テ四味ヲ取ニ五升ヲ内レ桂ヲ煮ヲ三升ニ温服ス日再服シ夜

一服

葛根黃連黃芩湯

葛根半斤　黃連三兩　黃芩三兩

甘草二兩、炙

水八升、先煮テ葛根ヲ減ニ二升ヲ内レ諸藥ヲ煮テ取ニ二升ヲ分ナ温メ二服ス

桂枝去芍藥加附子湯

桂枝四兩　生姜三兩　甘草二兩

大棗十二枚　附子三枚

水六升、煮二升、分溫三服。

桂枝加厚朴杏仁湯

本方加厚朴二兩去皮、杏仁五十枚。

水七升、微火煮三升、溫服一升、覆取微似汗。

桂枝加芍藥湯

本方加芍藥三兩。

桂枝加大黃湯

本方加大黃二兩、芍藥三兩。

按論中無芍藥疑誤

茯苓桂枝白朮甘草湯

茯苓四兩　桂枝三兩　白朮

甘草炙各二兩

水六升煮三升分溫三服

桂枝加桂湯

本方加桂枝二兩

桂枝去芍藥加蜀漆龍骨牡蠣救逆湯

桂枝　蜀漆　生姜各三兩

甘草二兩　大棗十二枚　龍骨四兩

牡蛎五兩

水一斗二升煮蜀漆減二升内諸藥煮取三升温服一升

桂枝甘草龍骨牡蛎湯

桂枝一兩　甘草炙　龍骨

牡蛎熬各二兩

水五升煮二升半温服八合

○右方共一十八首

傷寒脈浮自汗出小便數心煩微惡寒脚攣急反與桂枝湯欲攻其表此誤也得之便厥咽中乾煩躁吐逆者

作甘草乾姜湯與之以復其陽若厥愈足温者更作芍藥甘草湯與之其脚即伸若胃氣不和譫語者少與調胃承氣湯

此非桂枝症而形似桂枝症碱砄類玉大宜著眼處桂枝症以自汗出為提綱然除頭痛發熱惡寒惡風及鼻鳴乾嘔外有一件不合桂枝者即不得以自汗出為主張矣此條中脚攣急一件不合桂枝症便當於不合處推求而自汗出是合桂枝症便當於自汗出處推求太陽有自汗症陽明亦有自汗症則心煩微惡寒是陽明表症小便數脚攣急是陽明裡症便

當認為陽明傷寒而非太陽中風矣然症不在表不當用桂枝症不在裡不當用承氣湯症在半表半裡法當去桂枝姜棗之散而在芍藥甘草之和矣芍藥酸寒用以止煩斂自汗而利小便甘草甘平用以瀉心散微寒而緩攣急斯合乎不從標本從乎中治之法也反用桂枝湯攻汗津液越出汗多亡陽脚攣急者因而厥逆矣咽乾煩躁吐逆皆因胃陽外亡所致必甘草乾姜湯救桂枝之誤而先復其胃脘之陽陽復則厥愈而足溫矣變症雖除而芍藥甘草之症未罷必更行芍藥甘草湯滋其陰而脚即伸矣或胃寔

而詒語是姜桂遺熱所致也少與調胃承氣和之伐硝黄以對待乎姜桂仍不失陽明燥化之若法耳

問曰六經皆始於足脚攣急獨歸陽明者何曰陽明乃血所生病血虛則筋急且攣急為燥症燥化又屬陽明故也曰太陽主筋所生病非太陽乎曰太陽脈盛於背故背中脈太陽居其四行陽明脈盛於足故兩足脈陽明居其六行內經曰身重難以行者胃脈在足也是脚攣當屬陽明矣故頭痛項背強腰脊強凡身以後者屬太陽頸動几几脚攣急凡身以前者屬陽明即如痙病項強急時頭熱獨頭搖卒口噤背

反張者、太陽也、胸滿口噤、臥不著席、必齘齒、脚攣急者、陽明也、愚謂、仲景雜病論亦應分六經者、此類是與、

自汗心煩惡寒、皆陽虛症、獨以脚攣急認是陰虛、咽乾煩躁、皆陽盛症、獨以厥認為亡陽、獨處藏奸、惟仲景獨能看破、

曰反與、曰少與、是用成方、曰作、曰更作、是制新方、所若字有不必然意、

甘草乾姜湯

炙甘草四兩　乾姜二兩

水三升煮一升五合分温再服

芍藥甘草湯

芍藥四兩　炙甘草四兩　法如前

問曰仲景每相桂附以回陽此只用芍藥乾姜者何曰斯正仲景治陽明之大法也太陽少陰從本從標其標在上其本在下其標在外其本在内所謂亡陽者亡腎中之陽也故用桂附之下行者回之從陰引陽也陽明居中故不從標本從乎中治所謂陽者胃陽也用甘草乾姜以回之從乎中也然太少之陽不易回回則諸症悉解陽明之陽雖易回回而諸症仍

在變症又起故更作芍藥甘草湯繼之少與調胃承氣和之是亦從乎中也此兩陽合明氣血俱多之部故不妨微寒之而微利之與他經亡陽之治不同此又用陰和陽之法

桂枝辛甘走而不守即佐以芍藥亦能亡陽乾姜辛苦守而不走故君以甘草便能回陽以芍藥酸收之性協甘草之平降位同力均則直走陰分故脚攣可愈

甘草乾姜得理中之半取其守中不須其補中芍藥甘草湯得桂枝之半用其和裏不許其攻表

○右論疑似桂枝症

傷寒論註卷一終